NOW THAT I HAVE CANCER
I AM WHOLE
Reflections on life and healing for
cancer patients and those who love them
John Robert McFarland

がんはスピリチュアルな病気

がん患者と愛する家族のための心と体の処方箋

ジョン・ロバート・マクファーランド
浦谷計子［訳］

ハート出版

がんはスピリチュアルな病気

——がんの患者と愛する家族のための心と体の処方箋

本書を妻ヘレン・カー・マクファーランドと
二人の娘、メアリー・ベスとキャサリーン・アンに捧げます。

あなたたちがいなければ、
わたしは今も過去も生きられなかったでしょう。

そして、すべての明るく美しいものを教えてくれる
孫娘ブリジッド・メアリーと、
わたしのヒーローである孫息子ジョセフ・パトリックにも
本書を捧げます。

はじめに

数年前のこと、一人の女性がわが家に電話をかけてきた。妻のヘレンが出ると、女性はこの本の初版をある人から薦められたのだが、買うまえに私がまだ生きているかどうか確かめたかったのだと言った。妻は喜んで答えた。「大丈夫ですよ。安心して買ってください」

私は今もここにいるし、本もまだ売れている。でも、私のがんの話にはつづきがあった。それでこの改訂版が出た（※1）というわけだ。

旅のはじまりは一九九〇年二月。手術とその後一二カ月間の化学療法、そして二年間の恐怖と癒しの日々を経たのち、一九九三年、初版が誕生した。

原稿を書きおえた時点での副題（※2）は「がん患者へ贈るメッセージ」だった。一人の患者の目線で、同じ病を抱える人向けに書いたからだ。だがその後、「患者を愛する人たちへ贈る」を付け加えた。友だちや家族にとって患者の気持ちを知る手がかりになればいいと思ったのだ。

もっともそのときは、自分自身が第一カテゴリーの〝がん患者〟から、第二カテゴリーの〝患者を愛する人〟に移行することになるとは思いもしなかった。そもそも自分ががん患者になることさえ思いがけなかったのだ。ましてや、がん患者の息子やきょうだい、夫や父や祖父になることなどまったくの予想外だった。でも、気がつけばこの十数年、私はまさにそういう人生を歩んできた。

すべてのはじまりは自分のがんだった。青天の霹靂とはこのことだ。健康の半分は遺伝子で決まるが、その点に関して私は安心なはずだった。マクファーランド家とポンド家の四世代二〇〇人からなる親類の中で、私以前にがんを患った者は二人しかいない。しかも最初にその兆候が現れたとき、どちらもとうに八〇歳を越えていた。

健康の残り半分はライフスタイルで決まる。その点でも私は合格だった。食事は家政学の専門家、つまり家内が作ってくれる。長距離を走り、草野球では三塁手として活躍。仕事は充実し、家族や友だちから愛されていた。

だから、不安な要素はなに一つないはずだった。おまけに自覚症状もまったくなかった。私は健康に関してはうぬぼれていたといってもいい。ところが何十回目かの誕生日の深夜、からだの〝南部〟のほうに痛みを感じ、その夜のうちに病院の手術室へ運ばれ、外科医に見てもらうはめになった。結局、医師は私の大腸の三分の一と悪性腫瘍を切り取った。

数日後、最初の主治医になった腫瘍科医は言った。「やはりそうでしたね」と。〝そう〟とはいったいなにを指すのか？　手術を受けてもなお、自分ががんだとは思いもしなかったのだ。医師がうっかりもらした言葉は私にとって死刑宣告にも等しかった。あと「一、二年」の命だという。

愕然とした。人生がひっくり返った。変化のあまりの大きさに、それからというもの口を開くたびに、「私はがんだから」と前置きするようになった。以前の自分とはまるで違うのだ、と言わんばかりに。このセリフを友人のビル・ホワイトなどは聞き飽きたらしい。本書の「ふれあいの時間」というページにも登場するビルは、「〝私はがんだから〟？　なんだか本の題名みたいだな」と言った。それでそのとおりになった（※3）。

最初は闘病記の形だった。考えや気持ちを日記につけているがん患者のほうが、そうでない患者よりも回復率が高いと知ったからだ。善は急げ、とはじめた。

だが、書いているうちに単なる日記ではないことに気づいた。目的地はさだかではないが、私はがんの闘病という旅路を歩んでいるのだ。そして、同様の旅をしている人は他にも大勢いる。やはり、どこへ向かっているのか、どこにたどりつくのかもわからない不安を抱えながら。すると、自分の旅行記をつけているだけでは物足りなくなってきた。同じがんの旅をつづけている人に向けて、そしてその人たちに代わって発信する必要があるのではないか。ここに書かれているのは、私自身の思いではあるが、私だけのものではないはずだ。この本は、がんの旅をつづけなければならないすべての人たちの思いに通ずるものでもあってほしい。そう思うようになった。

というわけで、この本は、私自身の闘病の旅日記であり、道すがら私を支えてくれた人たちの物語でもある。そしてまた、親切にも私をしばし旅の道連れとし、学ばせてくれた人たちの闘病の物語でもある。なによりも重要なのは、この本が旅を共有するための手段であるということだ。誰もが孤独の谷は自分一人で歩くしかないとわかっている。それでいて、旅の友が必要だということも知っているのだ。一人だけれど、一緒でもあるというこの感覚を、友だちのリンダ・ジマーマンは「プライバシーを共有する感じ」と呼んだ。

私は、一つひとつの瞑想を一般論ではなく自分自身の経験として書いた。なぜならば、がんは一人ひとり違う病だからだ。私たちがん患者は統計でもパーセンテージでもカテゴリーでもない。人間なのだ。その一方で、**がんは機会均等な病気でもある。金持ちも貧乏人も、老いも若きも、善人**

も悪人も、白人も黒人も黄色人種も関係なく、平等に降りかかる。そうして皆が同じ道を歩む。読者も私の瞑想録の中に自分自身の物語を見つけられることだろう。

この旅行は一人ひとりが一歩ずつ進むしかない。私たちは今という瞬間を生きなければならないし、ときにはそれが精いっぱいでもある。一度に一日ずつ生き抜く、いや、たいていは一度に一分ずつしのぐしかないのだ。分厚い本を持つだけでもしんどくて、ましてや読むなんてとんでもないというときもある。せいぜいできるのは、一度に一つの考えだけに短期集中で取り組むことくらい。だから、何ページにも何章にもわたるおおざっぱな知識や未知の単語をかきわけて、まさにピンチの今だからこそ聞きたいという言葉を見つけ出す、なんてことは至難の業だ。

だからこの本はがんの人にわかりやすいように、旅のステップごとに書いてある。はじまりも終わりもないので、ご自分の旅の進み具合に合わせて好きな順序で読んでいただいてかまわない。

がんが押しつけてくる人生の変化は途方もなく大きくて圧倒的だ。そこに手術や化学療法や放射線療法という苦痛が加わればなおさらだ。とてもじゃないが受け止めきれない。まるで野球のボールに慣れている人がスイカでキャッチボールしようとするようなものだ。だから、がんが引き起こすちょっとした変化や出来事といった具体的なことに、むしろ目を向けるようになる。この強大な神に身体のどこを捧げるかとか、かつらをかぶったら自分はどんなルックスになるかとかといったことを話題にしたほうが、化学療法で本当に快方に向かっているのかを話すよりも楽なのだ。

それでいいと思う。人生は物語であって、抽象的な理論ではないのだから。私たち患者は、今までとは違う形のブラ、垂れ下がったまぶた、禿げ上がった頭のことを話すうちに、もっと大きな深い問題を楽な気持ちで話せるようになるのではないか。卵の内側でひよこのくちばしがコツコツと少しずつ殻を破るように、小さな変化が隠れていた意味をいつかは表に出すのかもしれない。そういうわけで、ここに書かれた瞑想録も、その多くは日常の観察や出来事からはじまる。たとえば、化学療法担当の手ごわい看護師のベッキーの顔を見ると、たとえそれが映画館で出会ったのであっても吐き気を催してしまう話とか。がん闘病の旅では実際そういうことが起きるのだ。だから、まずはそこから書きはじめて、やがてどんな意味が見えてくるかというと……まあ、その点については道すがらお話ししよう。

手術でおなかを開いてがんが見つかったのは、私の誕生日のことだ。一年間の化学療法がはじまったのは妻の誕生日だった。そのうち化学療法のせいで静脈がだめになってきたので、胸にグローションカテーテル（※4）を入れなければならなくなった（今の医療ではポートが使われている）。そのカテーテルを留置したのが、もちろん、結婚記念日だ。私たち夫婦は記念日をおそれるようになった。だがやがて、がんがあろうと――おそらく、がんがあるからこそ――毎日が特別な日なのだと気づいた。

この瞑想録はそういう特別な日の連続の中で書いた。すべて当時の思いがそのままつづられている。〝あの言葉〟を聞いた最初の日のこと、化学療法のせいでおなじみの白くて大きな陶器に向かってゲーゲー言わされたときのこと、こんな目に遭うのは自分のなにがいけなかったのかと首をかしげたときのこと、うんざりするのにさえうんざりしてしまったときのこと。

そんな化学療法の日々も今は昔、現在の私はすこぶる元気だ。治ったというお墨付きをいただいている。それでもときおり、告知されたばかりの頃や化学療法を受けていた最悪な日々に戻って、当時の思いを書き直してみたいという誘惑に駆られることもある。今なら長期的な展望を盛り込んでやれるのに。ただし、これまでのところその誘惑に負けてはいない。それぞれの段階にはそのときなりのありようがある。それがありのままの自分。それでいい。

物語は私のがんだけでは終わらなかった。父へとつづき、次に母へ、そして弟のジムへ、それから孫のジョーイ、妻のヘレン、娘のメアリー・ベスへと受け継がれ、今は妹のマージェリーが受け持っている。そうした人たちの旅に思いをはせながら書いたのが、この本の第二部「〝愛する人〟ががんになったとき」だ。第一部と同様、手つかずの素の心情がつづられている。それがありのままの自分。それでいい。

※1　原著の改訂版は二〇〇七年三月、アメリカにて刊行。本文は改訂版の発行に寄せて書かれたもの。本書はその翻訳版。
※2　原著の副題。日本語版では別のタイトルがついている。
※3　原著のタイトル。日本語版では別のタイトルがついている。
※4　グローションカテーテル＝血液の逆流を防ぐ構造になっているカテーテル。

もくじ

第一部　自分ががんになったとき

1章　初めて〝その言葉〟を聞いたとき

——診断——

Now that I have cancer...

しょっちゅう〝その言葉〟を口にしている

「がんだ！」と、まあ、こんなふうに。

実のところ、世の中にはこの言葉自体をおそれている人たちもいる。お気づきだろうか。〝災難〟だとか〝ご病気〟だとか〝闘病〟などと遠まわしには言うが、〝がん〟という言葉を口にする勇気がないのだ。

その気持ちはわかる。私だって〝がん〟はものすごくこわい。でもだからこそ、機会があるごとに口に出すようにしている。「がんだ」と。

人がそのもののズバリを口にしたがらないのは、言葉には力があると知っているからだ。子どもに向かって「おまえはばかだ」と言いつづければ、きっと、自分はばかなのだと思い込むようになる。「おまえは賢い」と言いつづければ、そう思うようになるものだ。

あるとき、友だちのジム・マックナイトに、「きみんちの子が皆立派に育ってるのは、なぜだい？」ときかれたことがある。うちの子がまともに育っているからって、そんなに驚かなくてもいいだろうに。私は答えた。「単純なことだよ。うちでは子どもたちのほしがるものをなんでも与えるし、四六時中おだてている。それだけさ」（もっとも、本人たちの言い分は少し違うようだが）。私は思う。子どもは、この先の人生でたくさんの人からさんざんけなされもするだろう。ならば親まで同じことをする必要はないではないか。子どもはほめちぎろう。言葉には力があるのだから。

ある大学構内の教会では芝生の生育が悪くて困っていた。授業へ向かう学生たちが近道しようと教会の庭を突っ切るので、そこだけ芝がすっかりはげてしまったのだ。教会は「芝生内に立ち入らないでください」という札を立てたが、ちっとも効き目がない。ところが、「芝に生きるチャンスを与えてください」に変えてみると、学生たちは歩道を歩くようになった。**適切な言葉は世の中を動かす力になる。**

子どもの頃、母から、近所のいじめっ子に言い返すための啖呵《たんか》を教わった。「棒切れや石ころでぶたれたら痛いけど、悪口なんかぜんぜん痛くないぞ」。連中が棒切れも石ころも悪口も使わないでいてくれたら、この啖呵だってもう少しビシッと決まっていただろう。でも、向こうは言葉の使い方をよく心得ていて、その言葉は棒切れや石ころよりも痛かった。自分よりも倍もからだの大きな三人組に〝臆病者〟呼ばわりされるのは、実に腹立たしい。徒党を組んで弱いものいじめするなんて、連中のほうこそよっぽど臆病者ではないか。けれども、幼い私には言い返してやる言葉が見つからない。だからとっとと逃げるしかなかった。

ＣＢＳの記者ボブ・サイモンは、一九九一年の第一次湾岸戦争の際、数週間にわたりイラク軍の捕虜になった。そのサイモンによれば、殴られるよりも言葉の暴力のほうがこたえたという。「殴られるのはいやだし痛い。だがそのうちに、それもいつかは終わるものだということに気づく。ところが言葉によって植え付けられた恐怖は、なかなか消えないのだ」

棒切れや石ころは骨をへし折るかもしれないが、おそろしい言葉は心をへし折る。

〝がん〟という言葉は、言わずにいるといつまでも恐怖は消えない。だから口に出すことによって、光のもとにさらし骨抜きにしてしまえばいい。

たしかに私は今でもこわい。一日中〝がん〟という言葉を口にしていても、恐怖はなくならないかもしれない。**でも、はっきり声に出してみると、たいして手ごわい相手ではないとわかってくる。威勢がいいのは暗闇の中だけなのだ。**がんは私のからだを痛めつけ、ときには心を痛めつけることもある。けれども、がんにも弱点はある。〝愛〟を打ち負かすことはできないのだ。がんであっても、妻や子どもや孫や親類の愛から、そして神の愛から、私を引き離すことは絶対にできない。

がんだから、私はその言葉をしょっちゅう口に出す。もちろん〝愛〟という言葉だ。

がんが答えだった

というのが、ある友人が初めて告知を受けたときに私に語った言葉だ。「私、これまで人生でずっとなにかを探し求めてきたのよ。お酒もドラッグも、その他考えつくものはなんでも試してみたわ。四〇年間もうつ状態で生きてきて、いっそ死なせて、と祈ったこともあった。でね、がんがその答えだったのよ」

彼女の言いたいことはわかる。私だって、からだのあちこちにチューブを挿し込まれ、漠然とした不安に包まれたまま病院のベッドで身動きできずにいたあの頃、同じようなことを感じていた。当時の私には、怒り、恐怖、絶望、当惑、寂しさ、希望といったあらゆる感情が出番を求めてひしめき合っていた。でも、出てきた答えはがんだった。がんはほつれていた糸をより合わせてくれた。まるで、テザーボール（※5）みたいに、あらゆる物事ががんを中心に回りはじめた。私ががん以外のことと向き合うなどということは、自分自身を含め誰一人として期待しない状態になったのだ。なんという安堵感だろう。蛇が身をくねらせながら古い皮を脱ぎ捨てるように、他のいっさいはうっちゃってしまえばいい。今やきれいさっぱり、がんと自分だけになったのだ。

腫瘍科医がうっかりもらした言葉で、その思いはいっそう強まった。医者の話からすると私の余命は一、二年だった。たとえその医師が口に出さなくても、想像はついただろう。世間では〝がん、すなわち死〟と見なされているのだ。文字どおりの〝命の期限《デッドライン》〟が問題とあっては、どうして関心を他に移せよう。耳にしたことは好ましいものではなかったが、そっぽを向いてはいられない。がんという答えが出た今、それ以外の不安や悩みは消し飛んでしまった。まるで、読んでいない新聞の束が、知らぬ間にごっそり資源回収箱に放り込まれたようなものだ。余計なものは一掃され、舞台は整った。

友だちとは違って、私はほとんどうつに陥ったことがなかった。だが、そのときはさすがに落ち込んだ。研究によれば、告知の直後に患者の症状が急激に悪化することがわかっている。〝がん〟という言葉は必ずうつを残していくわけだ。万年優勝を逃しているシカゴ・カブスのファンが、「来年があるさ」のセリフを残していくように。〝うつ〟を表す英語の〝ディプレッション〟は、文字どおり〝沈む〟ことだ。私は深く低く沈み込んで、そこから抜け出したくない気分だった。

がんにはそそられるものがある。私の予定表はがんのおかげですっかり白紙になった。もう、なんのやましさを感じることもなく、やり残しも出さずに死んでいける。なにかするなどということは、今の私に求めようがないのだ。病気はなんというゆがんだ安らぎをもたらすものか。期待をいっさいかけられずに、こうして横になっているだなんて。

まだ病院で術後の回復を待っている頃、大学時代からの古い友人であるジュディス・アンガーが、バーニー・シーゲル博士の書いた『奇跡的治癒とはなにか――外科医が学んだ生還者たちの難病克服の秘訣』(石井清子訳、日本教文社)をくれた。博士は、「あなたにはなぜがんが必要だったのか?」と問いかける。つまり、がんはなにに対する答えなのか? 例の友人は死にたいという祈りに対する答えだと言った。私の場合は、感情のゴタゴタをすっきりと片付け、目の前にあるたった一つの最重要課題に集中しても許されるようにするための答えだったのではないだろうか。

がんはとても個人的な意味合いの強い病だ。「なぜがんが必要だったのか？」という問いの答えは、各人がそれぞれ見つけなければならない。ただし見つかったとしても、それは、新たな質問のはじまりにすぎない。はるか丘の向こうまで質問はずらりと並んでいるのだ。なるほど、がんが必要だったのはこの世を去るため、あるいは悩みを一掃するためだったとしよう。ではそこから先はどうすればいいのか？　どう出るべきか？　からだを丸めて、自分のストーリーに〝終わり〟と書き込むだけ？　それとも、なんとかして対決する？　今や自分とがんの二人きりなのだ。闘牛場の真ん中でにらみ合うマタドールと猛牛のように、照りつける太陽にも、巻き上がる土煙にも、群集の叫び声にも気づかない。それでも、互いに目を離すわけにはいかない。先にまばたきするのははたしてどちらだろうか？

　がんは答えだった。でもそこへまた新たな問いがやってくる。では、自分にとって大切なものとはなにか？　人生の意味とは？　愛はどこにあるのか？

　友だちがそうだったように、人は、酒、お金、学歴、出世、セックス、権力、仕事、スリルなどの間違った方向に愛を探し求め、なにかをすることで人生を満たそうとしてきた。だから往々にして、そうした行動が、人生そのものや、自分という存在を見えなくしてきたのだ。**だががんになった今問われているのは、「自分はなにをするか」ではなくて「自分はなに者なのか」だ。**がんに対して、さらなる行為で答えてもしょうがない。学習、治療、瞑想、視覚化（イメージトレーニング）

などの行動は必要だとしても。

がんには愛で、自分という単純な存在そのもので答えよう。どんな命も、ありのままの姿で、右も左もわからずにこの世に生まれてきたのと同じように、いつかは終わるということを自覚して向き合おう。自分は存在している。今この瞬間に生きている。人生には確実なことはなにもない。できるのは、信じるということのみだ。

というのが、私が友だちに語ったことだ。たしかにがんは答えだった。自分をばらばらに分解して、思いもよらなかった方法で組み立てなおすためには必要だったのだ。ただし、死やがんそのものが必要なのではない。それらは単に愛が足りないことを自覚させる方法にすぎないのだ。

モーセが神に名前をたずねると、神はただ「私は有る。私は『有る』という者だ」と答えられた（『旧約聖書』「出エジプト記」第3章14節）。存在していることがすべて。昇る朝日や沈む夕日に、ちょっとした親切な行為に、そっと肩の上に置かれた手に、魂を揺さぶる音楽に、過去も未来も今ここにあるという理解の中に、すべては存在している。人は、一瞬一瞬を神の愛で生かされている。がんはそのことを教えてくれる。

がんになったのは、それが答えだったから。

※5　テザーボール＝地面に立てた棒の先端からひもでボールをぶらさげ、そのボールをプレーヤーが素手で打ちながらひもを棒に巻きつけていく遊び。

2章　からだの一部がなくなったとき

——手術と回復——

Now that I have cancer...

自分の一部が失われた

手術で大腸の三分の一が切り取られた。その部分を失った。つまり、私はもはや完全ではないということだ。

がんになった人の多くもそうだ。ある人は乳房を失い、ある人は腎臓を失う。甲状腺、肺、肝臓の一部、その他のからだのほぼあらゆる部分は、この病気で失われる。治療によって頭髪を失い、排泄コントロールを失い、ときには食事までも失う！　私たちがん患者は完全でなくなるだけではなく、〝失った者《ルーザー》〟にもなるわけだ。

この〝不完全〟や〝失う〟という一般的な言葉も、がんに当てはめてみると、別の意味を帯びてくるのではないだろうか。

自分が完全ではないという事実、失った者であるという事実は、たいていはごまかしていられる。かつらやターバン、各種の人工器官、からだにぴったり装着できる人工肛門バッグなどがあるからだ。どれもとてもよくできている。歯が抜ければ入れ歯をするのだから、乳房や髪の毛をなくしても同じようにしてなにが悪いだろう。たしかに、おしゃれを目的としたものも中にはあるが、外見をよく見せようとするのはいけないことではない。それで自分の気持ちが上向くのなら、なんでもやればいいのだ。遠慮はいらない。

けれども、どんなに見た目を整えていても、自分にはなにかが欠けていることを知っている。失ったが最後、埋め合わせのきかないものもある。私が新しい大腸を手に入れることはないのだ。

この点について、イエスのこんな言葉がある。「もしあなたの目があなたに罪を犯させるなら、えぐりだして捨てなさい。からだの一部をなくしても、全身を地獄に投げ込まれるよりましである。そしてあなたの手があなたに罪を犯させるなら、切り取って捨てなさい」（『新約聖書』「マタイによる福音書」第5章29〜30節）。

（ここでは木を見て森を見ずという事態に陥りやすいので気をつけなければならない。天国や地獄は文字どおりどこかの場所なのか？　イエスは手を物理的に切り落とせと言ったのか？　疑問だが、そういう疑問は木であって森ではない。）

罪は人の絆を断つ。罪は私たちを神、隣人、本当の自分から引き離す。私たちをばらばらにし、不完全にする。愛を運んでくれるはずの、人生で一番大切な人と人とのつながりを失わせる。

ああ、また〝不完全〟とか〝失う〟とか。

イエスが言っているのは、私たちを不完全にし失った者にさせるのは、肉体的な喪失ではないということだ。むしろ、目や手といったからだの重要な部分が最も大切な愛を失わせるならば、たとえ失う者となって肉体的に不完全になるとしても、愛という点で完全であるほうがいいということだ。

イエスの言葉の核心（木ではなくて森）にあるのは、**本当の完全性には、解剖学におあつらえ向きの理想的なからだを持つかどうかはまったく関係ないということ。人とのつながりを壊し愛を遠ざけるからという理由で、目をえぐりだし手を切り落とす人は、むしろ、からだのどこも失わない**

どころか、そのからだを使って人を傷つける人よりも完全なのだ。

友人のマックス・ホワイトは、教会の礼拝の際にいつも、「こうして一つに集められた皆さんに祝福あれ」と言う。実にすばらしい言葉だ。もちろん、マックスは、「別々の場所からこうして一堂に会した皆さんに祝福あれ」と言っているのだが、「一つに集められた」という言葉には特別な意味もある。一人ひとりが寄り集まって完全になるということ。「こうして一つになった皆さんに祝福あれ」という意味だ。

罪は私たちをばらばらにする。愛によって集えば、私たちは一つにまとまる。奇妙なことに**私は、からだの一部を失ってからのほうが、自分はまとまった、一つになったと感じている。**がんは私を神に、愛してくれる人びとに、そして本当の自分に近づけてくれた。その意味では、五体満足だった頃の私は罪を犯していたことになる。自分が健康なことでさえ当然と思って暮らしていた日々、愛されることも当たり前と思っていた。映画『風とともに去りぬ』の主人公スカーレット・オハラのように、明日は明日の風が吹くから大丈夫だと考えていた。

がんは私たちに教えてくれる。昨日などないように、明日もないということを。愛にとっては今日があるだけなのだ。

がんになって、私の一部は失われた。だが皮肉なことに、かつてないほど私は完全になり、かつてないほどの愛を手に入れた。

愛の目で自分を見つめる

私を愛してくれる人たちは、私よりはるかに優れた目を持っている。愛の目はいつだって一番よく見える。愛は盲目どころではない。この世の目ではなく、神の目で見る。〝現実〟に浮遊しているガラクタには左右されない、驚くほど澄みきった眼力、鷹のごとき視野の広さを持っている。

がんになる前の私には、自分で愛せないところがあった。全部ではなくて一部ということだが。その部分を嫌うあまり、自分自身から切り離さなければならないようながんを作り出し、「切り取って捨てなさい」ということになった。自分でもまったく訳がわからないのだが、なぜか真実だと感じている。たとえるなら、目覚まし時計を朝六時にセットしたのに、ベルが鳴る直前に目を覚ますようなものだ。いつもなら七時までうとうとしているだろうに、からだはちゃんと六時だと知っているのだ。

そんなふうには思えないという人もいるだろう。がんの友人はこう言った。「私は潔白よ。こんな目に遭うようなことはなに一つしてないんだから」。きっとそうなのだろう。彼女のことは彼女自身がよく知っているはずだ。そして、私のことは私自身がよく知っている。

現実の目で自分を見つめると、なにが見えるだろう？　やせこけ、頭の禿げ上がった男。かつては頼もしく長距離を走破した筋肉は、今はただ骨にしがみついているだけ。その骨の髄は生産力が枯渇して休業状態。かつての明るいブルーの瞳は血走り、くっついたまぶたのすき間からかろうじてのぞいている。前かがみになった骨と皮ばかりのからだには、鉄道模型のレールくらいに盛り上がった赤い傷が横断している。皮膚の下で力なく迷走する静脈は、あたかも、胸に稲妻マークの入ったアニメヒーローのボディスーツを着たまま、漂白剤の嵐に巻き込まれたかのようだ。赤く腫れ上がった唇はサーカスの悲しげなピエロを思わせる。これが現実の目で見た私の姿。

そこへ愛の目がやってくる。妻はため息まじりに、「あなたを見るたびに、もう一度恋に落ちてしまうわ」と言う。娘たちは、「私たちが小さい頃のこと覚えてる？　食事のあとソファーで寝ているパパを、私たち、ソファーの背に座って足でころげ落としたりしたでしょう。楽しかったわね。世界一のパパだったわ」と言う。野球チームの仲間は、「早く戻って来いよ。おまえみたいに打席寄りで守備できる運動神経抜群の三塁手はいないんだぞ」と言う。ある女性は、「あなたが希望を与えてくれなければ、私はとっくに死んでいました」と言い、かつて若者だった男性は、「先生ときたら、六〇年代のキャンパスでぼくらにどれほど大きな影響力を与えてくれたことか。おかげで世の中を変えられるという気にさせられましたよ」と言う。そして神は、「ありのままのおまえを愛している」と言う。

この人たちの目は、現実の目ではなくて愛の目だ。**彼らが見ているのは、自分でもそうありたいと願う私の姿。しかも、彼らにとっては、すでにそうなっている私の姿。**

がんだから、私はその人たちの目を通して自分を見ることができる。私は愛の目で自分を見るのが好きだ。

歌う

もともと歌うのが好きだったが、今では四六時中歌っている。大声で歌っていれば、同時に恐怖に縛られるということはまずありえないのだ。

ジャンルは問わない。賛美歌からバラード、ポップス、スキャット、ブルース、ロック、フォーク、オペラまで、思いついたのをなんでも歌う。ついでに自らおかしな歌まで作り上げる。なるほどと思うようなちゃんとした歌詞になるときもあれば、まったくだめなときもある。韻を踏んだり、踏まなかったり、よくあるメロディと同じになったり、まったくのオリジナルになったりもする。

退院して最初に家に戻った頃に一番つらかったのは、歌えないことだった。鼻からのどまで挿し込まれたチューブのおかげで、風邪を引いたドナルド・ダックのような声になってしまった。からだには、地図でたとえるなら西海岸のロサンゼルスから東海岸のボストンまで切開のあとが残っていた。おなかのあらゆる筋肉がエネルギーを総動員して元のようにつながろうとしても、横隔膜にまったく力が入らない。声が出ないまま、歌うように口を動かすのが精いっぱいだった。

ならば、と思った。その精いっぱいのことをやろうじゃないか。どんなにか細い声だろうとまったく歌わないよりはましだ。

「窮すれば通ず」というが、追い込まれると別の道が開けてくるものだ。うまく歌えない分、私は作曲するようになった。〝作曲〟というのはあまり正確ではない。〝編曲〟としておこう。

たいていは浴槽の中で歌う。人に被害を一番与えない場所だからだ。湯の中に横たわっていると、哀愁漂うピエロのエメット・ケリー（※6）がスポットライトを浴びて登場、おなじみのほうきで私のからだを掃き清めてくれる（エメットに関する詳細は、67ページの「全力を投入《コミット》する」を参照してほしい）。からだの隅々、臓器の一つひとつまでを掃除してくれるのだ。その仕事を私は歌で手伝う。ちょっと歌ってやるだけで、がん細胞を一掃してくれるのだからありがたい！

髪を洗う間も歌う。「このがんを私の中から洗い流し、追い出してしまおう」。そして、ゴスペル・ソング『オー、フリーダム』の節で、「もうがんはない。もうがんはない。もうがんはない。そして奴隷になるまえに、がんを葬ろう。神の御許へ赴き、私は自由になろう」とやる。お次は、『幸せなら手をたたこう』のメロディで、「幸せならからだ洗おう（くりかえし）。幸せなら石鹸でつるっとやろう。ほら、ついでにがんも洗おう」という具合。

とまあ、最低の出来だが、エメットと私の二人きりだし、実際に効果があるのだから、よしとしよう。

効果があるといっても、勝手に歌がメロディと一緒にがんを洗い流してくれる、という意味ではない。いや、そういうこともあるかもしれないが、誰にもわからない。私にわかっているのは、歌は恐怖を洗い流してくれるということだ。

歌いながら同時になにかをこわがることはできない。暗いところで歌を歌うのはそのためだ。それに、歌いながら悲観するのもかなり難しい。悲観とは、自分の身に起こるかどうかもわからないいやな出来事をあれこれと思い浮かべるプロセス。私たちは自分で思っているよりもけっこう悲観に時間を費やしている。その時間が少ないほど、よくなる可能性は大きくなる。免疫システムは悲観を嫌う。歌うのが好きなのだ。

歌うことは愛することと同じくらい自然なものだ。実はこの二つは密接に関係している。一本の幹から伸びる二本の枝であり、その幹をたどっていくと同じ根っこでつながっている。それぞれの枝がさらに枝を広げて一つの木陰を作る。

ただし、歌と愛のどちらの枝も風雨にさらされれば痛む。霜や干ばつ、雹《ひょう》や酸性雨、害虫や病気に襲われる。そんな中では生き延びることのほうが奇跡かもしれない。実際たいていの人の場合、うまくいかないようだ。けれども、歌と愛でできたこの木はもともとは魂という土の中に深く根ざしている。

ところが、元は自然だったものでも病気や災難に見舞われるうちに、不自然になっていく。断じて歌わない人、自分は下手だと言い張る人、病気から気恥ずかしさまで、ありとあらゆる理由で歌から逃げ回る人のなんと多いことか。私たちは愛についても同じことをしている。誰もが傷つくのをおそれている。すでに傷を負っている私たちは、拒絶されたり、へまを犯したりするのがこわいのだ。

思うに、歌えるようになれば、愛せるようにもなるのではないか。

癒され、完全な自分になるために、歌は欠かせない要素なのだ。別にステージに上がる必要などない。それどころか、きちんとした曲でなかろうと調子はずれであろうと、かまわない。覚えているとおりに、思い浮かぶままの歌詞をしわがれ声で歌えばいい。祈りをメロディに乗せ、恐怖を歌い飛ばそう。風呂の中でお湯をほとばしらせながら歌い上げよう。共演者はジョニー・マチスでもドリー・パートンでもミック・ジャガーでもお好きなように。

歌っていれば恐怖の入り込む余地はなくなる。**たとえ歌でがんは治らなくても、間違いなく魂は癒される。結局はそれが人生の目的なのだ。**ただ長く生きるだけでなく、よりよく生きようではないか。

がんだから、私は歌う。お薦めは、往年の名曲（※7）に合わせて歌う「幸せな日は再び。がんはついに消えてしまった」だ。

※6　エメット・ケリー＝1930年代に悲哀に満ちた表情とマイムで人気を博した道化師。
※7　1930年作曲の〝Happy Days Are Here Again〟のこと。米国・民主党のテーマソングにもなっている。

毎日なにかをする

たいした目標ではないと思われるかもしれないが、「毎日なにかをする」というのは、手術から三週間目の私には前向きの大きな一歩を意味する。もちろん術後の回復と合併症の予防のために必要なことなら、これまでにもやってきた。深呼吸をする、寝室から娯楽室へ行き、そこから居間を抜けて廊下へという周回コースを歩く、夜は一〇時間眠り昼寝もする、一日に軽めの食事を四回取るなど。こうしたノルマをこなし、さらには外科医のバーニー・シーゲルや、全米がん回復財団創設者のグレッグ・アンダーソンや、医学博士のジョーン・ボリセンコの著書を数ページ読んだうえで、時間とエネルギーの許す限りでなにかをするのだ。

その〝なにか〟とは、電話をかける、手紙を書く、食器を洗うといったことを意味する。たいしたことないじゃないって？　たしかに。私はかつて八キロメートルも走った挙句に、一〇〜一二時間もノンストップで仕事をしていた人間だ。一日に十数本の電話をかけ、郵便局がほくそえむくらい大量の手紙を出し、大勢の人と面会し、そのうえで食器洗いと犬の散歩までこなしていた。その愛犬ワグズも今では、ヘレンが散歩の時間を思い出してくれるまで、しっぽをだらりと垂らし、ドアの前をうろついているしかない。

ところが、今の私の〝なにかする〟という日課は、ドタバタとこなしていたあの頃の仕事を全部合わせたよりも、多くの集中力と準備と鍛錬を要する。たった一通の手紙を書くにしても、誰宛に書くかを考えなければならない。一番重要なのは誰か？　それとも、今日のところはキッチンの掃除をすべきか？　一日中やかましい高校生相手の仕事をしてきたヘレンが、帰ってきたときに片付いているように。もし一つのことしかできないとしたら、その一つはどうやって決めればいいのか？

忘れもしない一九六四年の夏、ハンク・アーロンがミルウォーキー・ブレーブス（※8）の外野手で、ジョン・ローズボロがドジャースの捕手だった頃、両チームの対戦でアーロンが打席に立ったときのことだ。ローズボロは、アーロンがバットの焼印を前方、つまり投手のほうに向けていることに気づいた。焼印とは、そのバットに関する情報――メーカーの名前やなにか――を表面に焼き付けたマークだ。草野球の選手でさえも、バットをかまえるときは、必ず焼印を後方に向けるものだと知っている。その部分に直にボールが当たるとバットが折れやすいからだ。

「おい、マークが前に向いてるぞ」とローズボロは言った。

アーロンはマークを見つめたが、そのまま向きを変えずにバットを構えて言った。「字を読むためにここに来たんじゃない」

ハンク・アーロンがホームラン記録を達成したのは当然だ。自分のすべきたった一つのなにかを、アーロンは実によく心得ていた。打席に立っているのは、ヒットを打つためだということだ。

重要なのは、自分のすべき一つのことに集中すること――それも、ただこなすのではなく、その経験を味わうことだ。〝やることリスト〟の項目にチェック印を入れ、あわただしく次の項目にとりかかるのではなく、集中し感じることが大切なのだ。

打席に立つと、つい言いたくなる。自分がここに来たのはよくなるためだ、ホームランを打って、がんをフェンスの向こうへ、いや、場外へ飛ばすためだ、と。そうしたいところだが、ホームランとは、小さななにかの積み重ねが最終的にもたらす結果に他ならない。スタンスの開き、バットの傾き、選球眼、体重移動、手首の返し――そういう小さななにかが集まって、アーロンをホームラン王に作り上げたのだ。

打席に立った私がやらなければならないのは、単によくなることだけではなく、よく生きること、その日の一つひとつの出来事に集中し、小さなことに目を向けることだ。なぜなら、その一振りに愛を込める方法が、私の取るべき唯一の方法だからだ。今の私が毎日することは、以前の私がやっていたことを全部合わせたよりも重要なのだ。この先の命が長かろうと短かろうと、苦しみが待っていようと、安らかだろうと、私が毎日すべきことは、表現の手段はさまざまでも、同じ一つのことだ。だから、一通の手紙、一本の電話、一枚の皿洗いにありったけの愛を注ぐ。よく生きれば、病気もよくなるだろう。でも、重要なのはそこではない。哲学者セーレン・キルケゴールは、「心の純粋さとは、一つのことに打ち込むことである」と書いている。ホームランだろうと、送りバントだろうと、打席で私がすべきことは、ただ一つ、〝愛すること〟なのだ。

がんだから、私は毎日なにかをする。

※8　現在のＭＬＢアトランタ・ブレーブス。

限界とつきあうことを学んでいる

以前の私には限界などなかった、というわけではない。ただし、以前の限界はずっと遠くにあった。もちろん、シンシナティ・レッズで一塁手になるとか、フルマラソンで三時間を切るとか、女優ソフィア・ローレンの家のパーティーに招かれるといったことは、ぜったいにないのは自分でもわかっていた。それでも、草野球の中高年リーグのチーム〝フォシルズ〟（※9）で三塁手はやれたし、マラソンも四時間以内に完走できた。友だちのパット・メイヤーホルツの家ならパーティーに呼ばれたことがある。これからも、ソフトボールくらいなら昔の仲間とときおりやれるかもしれない。化学療法が終わって胸のグローションカテーテルがはずれたら、疲れてばかりということもなくなるだろう。そうすればまたマラソンだってできるかもしれない。パットとロイも、その他の友だちも、また遊びに来いよと言ってくれている。風邪とインフルエンザの季節が過ぎ、抑えられていた免疫力が元に戻れば、たぶんもう一度、手作りのロールパンをご馳走になる機会や気取らない家族づきあいを楽しめるようになるだろう。

それまでは、野球もレストランも、人とバイ菌の集まるその他の場所も全部お預けだ。血液抗凝固剤であるワーファリンのせいで血が止まりにくくなっているから、切り傷を負いそうなことはなにもできない。傷ができると治りづらいのだ。だから、季節の変わり目に軒下にもぐって通風孔を調節するのは、ヘレンの仕事になる。ジョン・ミルズは雨どいの掃除を、ビル・アレクサンダーは庭の芝刈りを、ハント夫妻は花壇の雑草取りをやってくれる。ときどき自分がひどく無力に感じられるが、これだけはわかっている。新たな限界の一つひとつが、新たなチャレンジなのだ。このからだが若くしなやかだった頃、やりたいことはなんでも、いや、ほとんどできた。それが突如としてこんなに制約だらけになってしまった。ただし、制約の中には創造性につながるものもある。

もしベートーベンが、音楽形態的になんの制約も受けずにいたら、あれほどすばらしい交響曲を生み出す創造性はけっして持ちえなかっただろう。うそだと思うなら、私たちを取り巻くでたらめな〝音楽〟なるものに耳を傾けてみればいい。あれが創造的でないのは、まず規律というものがないからだ。テッド・ウィリアムズやジョー・モーガンのような偉大な打者たちは、自分を厳しく律することでストライクかボールか、直球かカーブかを鋭く見分けられるようになった。自分が打てない球には手を出さなかったから、ヒットを量産できた。自分の限界を知っていたからこそ成功できたのだ。

まあ、がんの制約は、必ずしも楽しいものでも好ましいものでもない。けれども、創造性につながる可能性はある。新たなやり方、新たな生き方、新たな頼み方を工夫する必要に迫られるからだ。以前のやり方ができなくなったら、別のやり方を覚えなければならない。昔と変わらず、出かけていって三塁を守ったり、マラソンを走ったり、友だちとしゃべったりできていたら、今こういう言葉を書いてはいなかっただろう。

がんがくれる贈り物の一つはチャレンジだ。新たな限界とともに生きるというチャレンジ。〝病気になる（diseased）〟ことは、まさに〝楽ではなくなる（dis+eased）〟こと（※10）。**がんは、楽ではなくなった一瞬一瞬を新たな人生として生きなおす挑戦なのだ。**結局、チャレンジとはそういうもの。今までできたことが難しくなり、別のなにかと置き換わるわけだ。

脱出マジックで名をはせた奇術師ハリー・フーディーニは、常々こんなことを言っていた。「箱が小さければ小さいほど、脱出のやりがいは大きくなる」

今の私は、からだの一部を焼き払って心を育てるためのスペースを作ることの意味を学んでいる。

がんだから、私は限界とのつきあい方を学んでいる。

※9　フォシルズ＝「化石」のこと。
※10　dis+eased＝disは「失う」、easeは「たやすさ」を意味する。

自分が今どこにいるのかを把握しておく

なぜなら、他の誰も知らないから。

いや、少し大げさな言い方だったかもしれない。妻や娘たちは私の居場所を知っている。友だちの多くもそうだ。愛犬も、おやつをほしいときは必ず私の居場所を突き止める。そして神はぜったいにご存知だ。

だが、主治医は知らなかった。私を執刀した医師は手術の翌日から休暇を取った。それに異論はない。外科医の皆さんにはしっかりリフレッシュしていただきたい。主治医が留守の間は同僚の医師が診察に来てくれた。主治医が戻ると、同僚の医師は来なくなった。そして主治医のほうも現れなかった。

私は、ジュースやコンソメなどの清澄流動食から食事をはじめ、オートミールなどの全流動食を経て固形食へと移ることになっていた。ところが、病院側は液体を飲ませるばかりで一向に先へ進ませてくれない。術後食のグレープジュースがどんなものかご存知だろうか。あの独特の風味は、核廃棄物かなにかを絞ったのでもない限り出せるものじゃない。空腹のあまりめまいと吐き気がしてきたが、看護師は、「まだどちらの先生からも次の指示が出ていないので、先には進めません」と言う。ようやくその話を聞かされたのが、何日目かの夜八時半を回った頃だった。そうだったのか。私は涙ながらに訴えた。「でも、次の指示なんか出せませんよ。どちらの先生も私を診にいらしてませんからね、この三日間」

「三日も？　本当ですか？」

本当はまだ二日半だったが、病院にかつぎこまれてから初めてこちらにサーブ権が回ってきたのを感じた。残りの夜間一二時間をめぐる攻防に、おいそれと負けるわけにはいかない。

私は言った。「ええ、三日もです。もしかして、お二人とも亡くなっていたりして。それとも、禁酒会のミーティングが長引いたか、誰にも言わずに辞めたかな。でも、辞めるときは、ふつう二週間前に言わなくていいんでしたっけ？」

だんだん楽しくなってきた。私は絶好調だった。当直看護師のポーラも調子が出てきたようだ。勢いよく部屋を飛び出していくその姿は頼もしかった。きっと二人の医師に電話をかけるはずだ。そのとき、ふと気づいた。私が主導権を握っている！

ポーラは戻ってくるとこう言った。「調理室はもう閉まっています。でも、先生はなんでも置いてあるものを食べていいと言っています。アイスクリームとグラハムクッキーしかありませんけど」

「え、あの最悪なグレープジュースから、いきなりアイスクリームに移ってもいいんですか？」

「なんでも試していいそうです。もどさないようだったら、帰宅して結構です。先生方も申し訳なく思っているんでしょうね。手術したドクターのほうは、マクファーランドさんがまだ病院にいらっしゃるのを忘れていたんですよ」

やっとありついたアイスクリームは危うく逆流しかけた。でも、夜通し廊下をふらふらと歩き回り、「なんとか踏みとどまってくれ」と念じつづけた。すると踏みとどまったので、翌朝家へ帰った。

私が病院にいるのを医師が忘れていた！　主治医であり、当然ながら近隣随一の名医とうたわれ、私の内部事情については神の次に通じているはずの人物。その医師がなんと、私のことを忘れていた！　私がどこにいるか、どんな状況にあるかを先生はご存知なかったのだ。

私は、ただ横になっていさえすれば、誰かがなんとかしてくれるものだと思っていた。自分から考えたり、行動したりする必要はないだろう、と。でも、それは間違いだった。自分の人生は自分でなんとかしなければならない。自分がどんな状況に置かれているかを本当に知っているのは、唯一、この自分なのだから。

私は、「人生の主導権は自分で握れ」と言われなければわからない、七〇％の平均的人間の一人なのだろう。教わらなくても自然にできる人たちは一五％いる。アグレッシブだけれど、病気になったときには有利なタイプだ。残りの一五％は、誰がどう手を差し伸べようと、くるりと背を向けて死んでいくタイプ。私のような七〇％の平均的タイプは、人生の主導権を自分で握れるし、自分に対して責任を持てる。ただし、できるようになるのはそのことの大切さを学んでからだ。

主治医が私の状況を忘れたことを神に感謝しよう。主治医の忘れっぽさは、私にとって大きな贈り物だった。おかげで、**自分の健康には自分で主導権を握る、自分で責任を持つということ**を学んだ。

私たち患者は、誰かがなんとかしてくれるのをじっと待っているばかりではいけない。もちろん、助けは誰にでも必要だ。自分では手術することも、抗がん剤を処方することもできない。独力ではなにもできないときもある。けれども、今の自分がどこにいるか、そして、これからどこへ行きたいかを知っているのは、自分だけなのだ。そうでなければ、そこへはたどり着けない。

がんだから、私は自分が今どこにいるかを把握しておく。

苦痛の中に閉じ込められている

この件についてはわかってもらえないし、誰も立ち入らせることもできない。たとえ相手が望んでも、私の細胞には入り込めないからだ。痛みはその人と私とを隔てる壁。互いに違う世界に住んでいるようなものだ。

ここに九対一の法則というものがある。大きな手術を受けた患者の場合、人生が九割がた変わってしまう。手術前の人生との接点は一割しか残らない。一方、私を取り巻く人たちはといえば、手術後も人生は一割しか変わらず、九割がたもとのままだ。仕事、家事、その他の日常活動をこれまでどおりにつづける。今の私が向き合える相手は、もっぱら痛みだけだ。周囲の人たちの人生には、一割しかつきあえない。したがって、その人たちは私のことを忘れ、自分たちだけで話をはじめる。無理もない。あちらはお互いの間で人生の九割を共有しているが、私とは一割しか接点を持たないのだ。私のことを話題にし、会話する。けれども、私に話しかけることはめったにない。

かくして私は、一人の人間ではなく、管理を要する厄介ごととなる——病院、家族、見舞い客にとって。その人たちは苦しんでいる私を目の前にして途方にくれる。かつて見たこともない私の姿に戸惑う。その気持ちはわからないでもないが、こっちにはそこがつらいのだ。痛みだけではなく、人間扱いされないことが。

病気になると、病気そのものに圧倒されてしまう。病気だけが自分にとっての現実になる。ただし、一つのことに焦点を絞るために周囲が見えなくなるのとは違う。テニスの選手がラケットのスィートスポットに神経を集中していくと、観客のざわめきがいっさい気にならなくなるが、それとは異なるのだ。むしろ、濃い霧がかかって焦点がまったくぼやけてしまう感じだ。苦痛の中にいると、苦痛がすべてになる。他のことはいっさい考えられない。いや、考えることすらできない。できるのは感じることだけだ。

こういうときに人がとても霊的になるのは、そのためだと思う。〝宗教的〟と言ってもいいだろう。この私も〝宗教的になった〟一人だ。成人してからこのかた宗教を生業《なりわい》にしてきた人間が言うのはなんとも皮肉なことだが、これはたとえるなら、コメディ映画『My Favorite Year（お気に入りの一年）』（※11）の中でピーター・オトゥール演じる落ちぶれた映画俳優がもらした不満と同じだ。いやいやながら出演することになったテレビ番組がぶっつけ本番の生放送だと知って、「私は役者じゃない。映画スターだ」と抗議するくだり。痛みとの対決に関しては、誰もが素人以外のなにものでもない。

思考は、信念、教義、概念など、頭の担当すること。感情は、苦しみや喜びといった、心の専門分野だ。感情は霊的なものだ。言葉にはできず、ただ経験するしかない真実の核心を、感情は掘り当てる。苦痛の只中で——手術やがんからくる痛み、一人の人間ではなく厄介な問題として扱われることのつらさの只中で、思考は脱落し、感情が取って代わる。

苦しみがそうであるように、感情も人を個別の存在にする。誰も苦痛を共有することはできない。どんなふうに感じるべきか、なにが正しい感じ方かは、誰にも決められないのだ。どんなふうであろうと、ただありのままに感じるしかできない。失望であれ希望であれ、苦しみであれ喜びであれ、不安であれ確信であれ。

苦しみによって、私たち患者の心がより自立させられるとは不思議なことだ。肉体的には、今のほうが他者に依存しているというのに。からだの手当てや鎮痛剤や蒸しタオルは、人の助けがなければ手に入らない。でも魂の部分では、私たちは今までより自分を頼りにしなければならないのだ。自分と世界を共有しなくなった人たちの手で、人間でないものとして扱われているまさにこのとき、少なくとも苦痛の只中にいる間だけは、実のところ人間としてよりリアルになる。なぜなら、**今のほうが個性的で、霊的で、ユニークな存在だからだ。**

ところが、感じるよりも考えることに慣れている私たちには、そのことが容易に受け入れられない。脳は全エネルギーを振り絞って苦痛について考えたあげく、苦痛からはなにも重要なものは生まれないと決め込む。たいていの場合、私たちは自分の感情にさえ気づいていない。だから痛みに完全に乗っ取られてしまう。**痛みは私たちに、考えるよりも感じなさいと要求する。つきあいのいい人間よりも、自立した魂の人間になりなさいと命じる。**

がんだから、私は苦痛の中に閉じ込められている。そこは、ユニークで感じることのできる、霊的な存在になるための個室。思考から開放された私は、霧の中を歩きながら、そのつかみどころのない柔らかな感触を味わう。私は唯一無二の人間。この痛みは誰のものでもない、自分だけのものだからだ。

※11　日本未公開。

3章　闘うとき
——戦闘準備——

Now that I have cancer...

〝いい人〟はもうやめにする

私は、〝がん〟なるものに自分を合わせるつもりはない。〝よい患者〟になりたくはないのだ。医者にも、化学療法担当の看護師にも、私につきあってくれるその他の誰にも、〝愛想がいい〟とか〝聞き分けがいい〟人間と思ってほしくない。誰かの苦痛になるのはいやだが、この身に苦痛を引き受けるのもいやだ。我慢して自分を病気に合わせた人は生き延びない。

問題は、いい人になる方法は知っていても、それ以外を知らないことだ。私はいつもいい人で通してきた。幼い頃から、いい人でいれば報われるということを覚え、少なくとも厄介なことは避けられると学んだ。

こんな訴訟の話を耳にしたことがある。近代文明を拒否し質素な共同体生活を送っているアーミッシュ（※12）の農夫が、損害賠償の訴えを起こした。一台の自動車が自分の馬車に衝突したという。事故当時、農夫は「自分にけがはなかった」と警官に語っていた。では、なぜ訴えを起こしたのか。判事がそのことをたずねると農夫は答えた。

「なぜって、警官はうちの馬の様子を見て、『こいつはけがしてる』と言って銃でバンとやったんです。それからうちの犬を見て『こいつもけがしてる』と言ってバン。最後に私のところへきて『あんたけがは？』と聞くから、『大丈夫です！』と答えたんですよ」

なるほど、と思わないだろうか？　傷にせよ弱っている様子にせよ、それを見せたら相手に撃たれてしまうとしよう。そんな場合、「いいえ、大丈夫です」と答えるはずだ。ところが大丈夫でない場合だってある。生きていると本当に傷つくこともあり、そういう傷は見せないようにしたからといって、よくなりはしない。

カントリーの名曲『一六トン』に「喧嘩とトラブルがおいらの十八番《おはこ》」というくだりがある。そこに歌われている荒くれ者の炭鉱夫がうらやましい。私も〝喧嘩とトラブル〟が得意だったらどなにいいだろう。実際には、〝我慢と不安〟が私の十八番だ（これよりもっと詩的な十八番を持たない限り、私はカントリーソングの主人公にはぜったいになれないだろう）。

あなたの十八番はなんだろうか？　おそらく私のと似たり寄ったりではないかと思う。がん患者は感情を押し殺すことで有名だから。私たちはたらいでヤマアラシを捕まえた男みたいなものだ。怒りっぽくて手に負えない動物をたらいの下に押し込んだのだが、どこから飛び出してくるかわからないので、たらいに腰掛けて押さえつけておかなければならない。

私たちがん患者の大半は、自分の中にとげだらけの厄介なヤマアラシを何匹も抱え込んでいる。しかも、自分ではそれに気づいてさえいない。行き場を失ったヤマアラシたちは、たむろする場所ほしさに力を合わせて腫瘍を作り出す。

やがてその腫瘍は切り取られ、ないしは放射線を当てられ、化学療法剤で洗い流される。けれども、ヤマアラシの問題はそれで解決しはしない。ヤマアラシのたまり場がなくなったというだけだ。押さえつけたままで、いつまでも開放してやらない限り、連中はまたねぐらをこしらえるだろう。

このヤマアラシの問題に、私は前よりうまく対処するようになった。昔よりたくさん泣くし、たくさん笑う。誰かに「元気?」ときかれ、その日は最悪の気分だとしたら、にっこり笑って「ああ、元気ですよ」と答える、なんてことはしない。素直に「最悪だ」と言う(前より笑う回数が増えたのは、ありのままの気持ちを伝えたときに相手の表情が見ものだから)。精神分析医のところにも通っている。カウンセリングを受けるがん患者の生存率は二倍だというのを、どこかで読んだことがあるからだ。カウンセリングの先生にも正直に自分の気持ちを伝えるようにしている。**実のところ、今の私は自分に正直になろうとしているのだ。**

ときおり、ヤマアラシを引っ張り出してやると、向こうは目をパチクリさせながら、「わーい。もっと早く出してくれたらよかったのにさ」などと言う。放してやると、向こうもこっちも楽になる。だから、皆さん。もう〝いい人〟でいるのはやめにしよう。がんだからこそ、〝ちょっと正直〟が私の十八番だ。あいかわらず歌詞には向かないが、そのうちラジオから流れてこないとも限らないので、乞うご期待。

がんだから、〝いい人〟はもうやめにする。

※12　アーミッシュ＝アメリカ合衆国・ペンシルバニア州やオハイオ州などに居住するドイツ系アメリカ人。

決まり文句の力を信じる

以前はスローガンや格言のたぐいを鼻で笑っていた。「逆境は屈強で乗り越えよ」「今日は残りの人生の最初の日」「私はがんを抱えているが、がんが私を抱えているわけではない」「思い出があるうちは過去にはならない」「誰もが治るとは限らないが、癒される可能性はある」「神と私が力を合わせれば解決できない問題はない」「障害はチャンスである」などなど。

がん初心者にしてみれば、この手の決まり文句は、車の後ろなどにベタベタと貼ってあるステッカー程度にしか思えないかもしれない。なんという単純なスローガンを信条にしているのかと、つい冷めた視線を送ってしまうのではないだろうか？

知恵と眼力の持ち主としてこの本にもたびたび登場するがん仲間のジーン・クレイマー・ヒューアマンとは、会議で隣同士になることがよくあった。出席者の誰かが古びた決まり文句を引き合いに出すと、私たちは陰で笑いあったものだ。二人とも、現実の人生のさまざまな機微や綾を踏まえたうえでの長々と入り組んだ議論を好んだ（この文一つをとってみても、私たちの好みはおわかりいただけると思う）。私たちがスローガンを掲げるなら、医師であり詩人でもあったオリバー・ウェンデル・ホームズの言葉を選んだだろう。「複雑さの向こう側にある単純さなら命をかけても惜しくはない。しかし、複雑さの手前にある単純さなどどうなっても惜しくはない」。今ではこれも新しい意味を帯びている。

やがてジーンと私はほぼ同じ時期にがんになった。ジーンが言うには、**がんになると言い古された決まり文句が息を吹き返すのだそうだ。それは、一種の感情のリサイクルなのだ**という。

がんと向き合うにはなにが必要だろうか？　専門家によれば、Cではじまる三つの言葉とSではじまる一つの言葉だ。

最初のCはチャレンジ（challenge＝挑戦）。がんが突きつけてくる挑戦は、受けて立たなければならない。つまり、「逆境は屈強で乗り越えよ」「神と私が力を合わせれば解決できない問題はない」「障害はチャンスだ」ということ。

二つ目のCはコントロール（control＝主導権）。自分を犠牲者だと思ってはいけない。だから、「私はがんを抱えているが、がんが私を抱えているわけではない」「思い出があるうちは過去にはならない」「がんはセンテンスではなく、単語にすぎない（※13）」となる。

三つ目のCはコミットメント（commitment＝前向きさ）、つまり意欲だ。たとえば、「今日は残りの人生の最初の日」「誰もが治るとは限らないが、癒される可能性はある」「私は信じる」「少し辛抱してほしい。神はまだ私を完成させていないのだから」など。

Sではじまる言葉はサポート（support＝支援）だ。「イエスは私を愛してくださる。聖書にそう書かれているのだから」「友だちからの少しの助けで、私は生きていける」「神は私を創られた。神の創造物にガラクタはない」ということになる。

とまあ、こんなところだ。単純ではないか？　がんに常套句を一つまみ入れてかき混ぜれば、「一度に一日ずつ着実に」生き延びるレシピが出来上がるのだ。

では、あなたのお気に入りのセリフは？

がんだから、私は決まり文句の力を信じる。がんになると、それはもはや言い古された言葉ではなくなる。そうではないだろうか？

※13 〝センテンス〟には〝文〟と〝宣告〟の二つの意味がある。

野球を愛している

野球好きは今にはじまったことではない。私は年のわりには、かなり運動神経がいい。毎日、鏡の前で自分のからだに惚れ惚れとしている。中高年リーグで三塁という〝危険地帯《ホットコーナー》〟を守る選手の中では、最も前進守備を取っている。これは優れた反射神経と根性のなせる業だ（その位置からでないと一塁への送球が届かない。要するに弱い肩のなせる業でもある）。ちょっとくらい間抜けなプレーでも、それだけ前進守備だと誰も傷つけずにすむというものだ。

バスケットボールも私の好物だ。チョコレートのかかったグラハムクッキーと同じくらい。あるいは、むくつけき男どもがお山もないところでお山の大将ごっこをやっているのを見るのが好きな人なら、アメフトも楽しい。サッカーもわくわくする。けれども、今の私にとっては野球が断然お気に入りだ。たとえ一振りだろうと、チャンスが残っているうちはバッターアウトにはならないからだ。

バスケットボールやアメフト、サッカーやその他のたいていのスポーツで厄介なのは、時間制限があることだ。六〇分なり、四〇分なりが経過すると、あの悲しげなホイッスルが鳴ってゲームオーバー。

たとえばアメフト。アメフトのコーチは、腫瘍科医に似て自分を現実主義者と思っている。サイドラインを行き来して「残り五分しかないぞ」などと言う。同点で延長戦に突入しても、〝サドンデス（突然死）〟で敗者になるおそれもある（※14）。がんを患いながらアメフトの試合を見たい人なんているだろうか？

その点、野球は違う！　野球界が生んだ偉大なる哲学者ヨギ・ベラ（※15）が言うように、「終わるまでは終わりにならない」のだ。そんなことを言うなんて、ヨギはどこかが抜けているんじゃないか、とたいていの人は思う。でも、ヨギは野球式メンタリティーで思考していたのだ。時間切れでは終わりにならない、最後のバッターがアウトになったときだけ終わりになるのだ、と。一九対ゼロで負けていても、まだ一振りのチャンスが残されているなら逆転だって可能だ。九回裏でツーアウト、バッターはツーストライクに追い込まれ、一九点リードされた状態であっても、まだ試合は終わってはいないのだから！

私は、代々野球をプレーし、シンシナティ・レッズを愛する家系に生まれた。大おじのルーファス・マクファーランドは、子どもの頃、インディアナ州オークランド・シティで、のちにレッズの殿堂入り選手になったエド・ルーシュとプレーしていた。エドの双子の兄フレッドは、私が子どもの頃所属していたチームのコーチを務めていたので、エドもときどきグランドにやってきては、ライナーを打ったりしてちびっ子たちの練習につきあってくれた。ルーファスおじさんとエドは、ともにマイナーリーグに上がってもいる。身長一六〇センチ足らずで内野の左側を守っていたおじは、メジャーリーグ史上一番背の低い選手になるつもりだった。残念ながら、本当にショート《ちび》なショート《遊撃手》を雇ってくれるチームは現れなかったけれど。

がん患者にとって、これほど偉大な財産があるだろうか。落ち込んだとき、私は野球で闘うことにしている。ルーファスおじさんからエド・ルーシュ、ピート・ローズ、ジョー・モーガン、ジョニー・ベンチまで、そうそうたるメンバーが私の味方なのはもちろんだ! 九回裏からわがチームは反撃を開始する。対するがんチームの面々の失望ぶりときたら、ちょっとした見ものだ。こちら同様、あちらも、**「終わるまで終わりにならない」ことはわかっている。いやそれどころかこちらは、終わったって終わりにならないことを知っているのだ。**

ありがとう、ヨギ。私たちは、こうして元気に打席に立っているよ。

がんだから、野球を愛している。

※14 サドンデス=どちらかが得点した時点で試合終了となるルール。

※15 ヨギ・ベラ=ヤンキースで捕手として活躍後、監督も務めた。〝ヨギズム〟と呼ばれる数々の迷言を残した。

挑戦を受けて立つ

「限界とのつきあい方を学んでいる」のところで、がんがくれる贈り物の一つはチャレンジだと思う、と書いた。だが、どんな贈り物も、受け取られて初めて贈り物になる。それまでは単なる申し出にすぎない。がんの病から癒えるためには、私たち患者はチャレンジという贈り物を受け取らなければならない。

世の中には、そういう贈り物をなんの苦もなく受け取れる人がいる。喧嘩っ早くて、どんな代償を払おうと勝たなければ気がすまない人。がんが相手の場合、そういう生き方は悪くない。宣戦布告の印にがんが手袋を叩きつけてくると、地面に届かぬうちにさっとひっつかみ、挑戦を受けて立つのだ。

それと同じくらいの早さですぐに白旗を揚げてしまう人もいる。〝がん〟という言葉を聞いたとたん、くるりと背を向け、「無駄だよ。自分にはなにもできやしない」と言う（自分はこのタイプだと思う人は、21ページの「がんが答えだった」を読んでほしい。もう読んだという人は、読み返してもいいと思う）。

ただし、たいていの人は、まずなにをどうすべきかがわからず、混乱を経験する。幸いなことに、霧が少し晴れてくると学べるようになる。そこではじめて、がんの挑戦は受け立っても大丈夫だということがわかる。

私も学ばなければならなかった一人だ。試合は好きだが、がんは試合ではない。喧嘩っ早いほうではないが、がんの挑戦は受けて立つものだとわかってきた。「おまえに闘う気などあるまい」というがんの言葉に、私は切り返す。「なにを！　そっちのほうこそ、泣きを見ても知らぬぞ」がんとはそういうものなのだ。白い手袋でこちらの頬をぴしゃりと叩き、決闘を挑んでくる。かくして挑戦状は叩きつけられた。ならば、いにしえの決闘の掟どおり武器を取るとしよう。

そこで選んだ武器が、密室での化学療法と至近距離からのレーザー剣（放射線）だった。そして、がんの恐怖を封じるためには希望を、しのびよる不安を打ち消すためには家族や友だちや看護士や医師を、死は一巻の終わりというがんの主張をくつがえすためには神のおっしゃる永遠の現在を、がんの破壊には愛を選んだ。

がんの長期生存者に見られる特徴の一つは、人生に目的意識を持つことだ。そういう人は、がんになったにもかかわらず、というよりも、がんになったからこそ、人生に新たな意味を見いだす。がんに立ち向かうこと自体が生きる理由になるわけだ。

もちろん、ある意味、挑戦には失敗の可能性もつきまとう。受けて立ったはいいが、負けてしまったら？　だが、それはありえないと思う。なぜなら、引き下がらず立ち向かうことそのものが勝利だからだ。こんな詩がある。

　愛と私が
　まじまじとのぞきこむと
　死神は目をそらした

要するに、がんと死は見掛け倒しなのだ。からだを痛めつけ弱らせる力は持っていても、愛には指一本触れることができない。だから、私たちは恐怖に屈することなく、愛と魂で立ち向かおう。相手ののど元をつかみ、ゆすってやれば、もう勝ったのも同然なのだ。

一九五〇年代にラオスで医療活動に従事していた青年医師トム・ドゥーリーは、がん治療の入院中に見た夢について、こう語っている。「夢の中の山は焼き尽くされていたが、死んだようなその土地に、人びとは新たな生命を植えつけていた。すると私の心から、わが身の不幸を嘆く気持ちや、黒々とした闇は消えていった。もう、誰かやなにかにざらついた苛立ちをぶつけることも、がんになった怒りを神に向けることもない。いつしか私は混沌とした霧を抜け出し、自らに課された務めという明るい光に照らされていたのだった」

ここには、自分が死に向かっていること、残された日々がわずかであることを知りながら、その挑戦を受けて立つ人間の姿がある。このような人が敗北者であるはずがない。

ざっくばらんに言って、もしも私ががんの立場だったら、今頃ガタガタ震えていただろう。がんのやつめ、この私に挑戦してくるとは、選んだ相手が悪かった！　私は、この先の生き死にに関係なく、がんのこけおどしに負けるつもりはない。こちらには愛という強力な味方がいるが、対する、あちらには不信と不安しかついていない。向こうに勝ち目はないのだ。

がんだから、私は挑戦を受けて立つ。

カードをもらう

入院していると、いろいろな人が、実にさまざまなカードを送ってくる。愉快なものもあれば、センチメンタルなものも、宗教的なものもある。私はカードをもらうのが好きだ。からだが弱って妻に代読してもらわなければならないときも、化学療法のせいで手が腫れ上がり、痛くて自分では封を切れないときでさえも、カードをいただけるのはうれしい。

読み終わると、私が見やすいようにベッドの足元の壁にヘレンが貼ってくれる。中に、縦三〇センチ、横六〇センチという特大サイズのものもあって、巨大な注射器を持ったおそろしい看護師がこちらめがけてやってくるイラスト入りだった。現実の看護師と現実の注射器のほうがずっとましに見える。だからそのカードはずっと貼りっぱなしにしておいた。カードをもらってなによりもいいのは、自分が病院の外の世界とつながっていることや、自分のために祈り、この身に起きたことを心配してくれている人たちがいることを思い出させてくれる点だ。

病院で最初にルームメイトになった男性は、ベッドにチェーンソーを持ち込んでいた。どうも、一晩中エンジンをかけようとしては失敗しているらしかった。妻はあれはいびきだと言って譲らなかったが、私は今でもチェーンソー説を支持している。男性が爆発的な力を込めてロープを引っぱると、エンジンがかかりそうになる。その音にこちらは何度起こされたことか。廊下からもれてくる薄明かりのおかげで、壁に貼ったカードが見えた。ずらりと並んだカードを眺めていると、明け方の三時であっても、どこか別の時間帯に住む誰かや、別のチェーンソー（もしかすると同じチェーンソーかもしれないが）で目を覚ました誰かが、眠らずに私のために祈ってくれていることを思い出した。

送り手にそのつもりがあるかないかは別として、カードそのものが祈りなのだと思う。カードは病気の人に語りかける。「私はあなたが気がかりです」と。結局、祈りというのは、宇宙に向かって「私は気がかりです」と伝える方法以外のなにものでもない。

病人にその気持ちを伝える方法はいろいろある。あるときは言葉で、あるときは行動で伝えられる。私の周りの人もあれこれと尽くしてくれる。花や本を持ってきてくれたり、おしゃべりをしにきてくれたり、ヘレンに息抜きの時間を与えてくれたり、仕事の穴を埋めてくれたり、化学療法に連れていってくれたり。けれども、向こうはそれだけでは愛の形として不十分だと思うらしい。たしかに、その手の細々した仕事だけでは全員に行きわたらない。そこでみんなは、もっと大々的に自分の持てる力、安定、健康を病人におすそ分けできないものかと模索しはじめる。そして天に向かって叫ぶことになる。「私はこの人のことが気がかりなのです！」と。

ある人によれば、裁きの庭に立ったときたずねられるのは、「おまえは信じていたのか？」ではなくて、「おまえは気にかけていたのか？」なのだという。だから、信じない人でさえも愛する人間のためになら祈る。

祈りとは、神に対してであれ、誰に対してであれ、なにをどうしてほしいと細かく指定することではない。それができるほど人間は賢くないのだ。

古代ローマの属州である北アフリカにモニカという信仰心の篤い女性がいた。その息子のアウグスティヌス（※16）はというと、快楽にしか関心のない遊び人で、当時流行の中心だったローマに行きたがっていた。母は、息子をどうか歓楽街に行かせないでくださいとひたすら祈りつづけた。そこへ足を踏み入れれば破滅することは目に見えていた。だが母の願いむなしく、やがてアウグスティヌスは旅立つ。ところが、ミラノで司教のアンブロジウスの説教を聞くや回心し、かつてのプレイボーイは聖人になったのだった。

母モニカの祈りは聞き届けられたのだろうか？　祈ったとおりになったか、という意味でなら違う。けれども、祈りの核心は聞き届けられた。母は「私は息子が気がかりです」と叫び、神は「私も気がかりだ」と答えられたのだ。

カードだろうと祈りだろうと、言葉を選ぶのは難しい。病気の人〝に向かって〟かける言葉はどんなのがふさわしいのだろう？　どうもよくわからないから、代わりにカードに言ってもらおうということになる。では、病気の人〝のために〟、神に向かって、宇宙に向かってかけるべき言葉とはなにか？　それもわからないので、自分なりの祈りをあるときは朗々と歌い、あるときはぶつぶつと唱え、またあるときは大声で叫ぶ。ある人はユーモアたっぷりに、ある人は厳かに、ある人は切々と。まるでカードと同じように。

カードと祈りは、どちらも「私は気がかりです」と言っている。

私はたくさんのカードをもらっている。火をともしでもしたら、一生寒さをしのげるくらいどっさりと。祈りも同じだ。私のために祈る人たちから、祝福と支えをたくさんもらっている。その人たちの〝心のカード〟は私の魂に届く。

病から回復するためには、Cではじまる言葉、コミットメント（前向きな取り組み）、チャレンジ（挑戦）、コントロール（主導権）とSではじまる言葉、サポート（支援）が必要だと言われている。そのSもCと置き換えられるのではないか。ケアリング（気にかけること）に。

がんだから、私はカードをもらう。

※16　アウグスティヌス＝古代ローマ帝国末期のキリスト教の神学者であり哲学者。

コントロールする

今ほど、自分で人生をコントロールしていると感じたことはない。おかしな話だが、数字やデータを引き合いに出されると、自分の人生が手の届かないところに行ってしまったような気になる。私もまさに統計的データの一部だ。一、二年のうちにこの世を去る確率が七〇％のグループに所属している。パーセンテージをくっつけられると、人間はとたんにデータになる。

妻が私を表現するときのお決まりのパターンは、こうだ。首を横に振り振り、愛想が尽きたという〝仕草〟をしながら、「この人ったら、まったくコントロール不能なんだから」と言う。実に奇妙なことだが、妻がそう言うときの私は、これ以上ないくらい自分をコントロール〝できている〟状態にある。歌い、笑い、踊り、〝自分のやりたいこと〟をやり、人生を肯定し、完全に自分をコントロールしている。

人がコントロール不能になる場合、二つのパターンがある。一つは自制心を失うとき。自分には理解できず抑え込むこともできない力によって突き動かされている状態、感情という暴れ馬になすすべもなく引きずられている状態がそれだ。もう一つは、しきたりやしがらみといった息の詰まるような社会の締め付けから開放されるとき。

皮肉なことに、この社会で「あの人はコントロール不能だ」と言うとき、通常、その人には自制心が働いていて、内面の感情の嵐からも、外界の固い障壁からも影響されない状態にあることを意味する。

野球の解説者が選手を最大限にこき下ろすときのコメントの一つに、「あの選手はコントロールできてませんね」というのがある。その選手が、自分の能力の限界以上の無理をしているか、監督のゲームプランから逸脱しているかのどちらかを意味する。

ところが、いよいよ万事休すかというときになって、一発逆転の可能性が出てくると、同じ解説者の口から最大限に持ち上げるコメントが聞かれる。「あの選手は成長しましたね。実にコントロールが利いている」と。ときには、自分の限界を超えるほどの無理が必要になる場合や、ゲームプランなど打っちゃって、どんでん返しを可能にするような予想外の独創性を発揮しなければならない場合がある。コントロールの外でプレーしなければならないわけだ。

がんもそれに似ていると思う。試合はもうはじまっている。勝つか負けるかだ。それでも周囲の人間は、あいかわらず私たちをコントロールしようとする。がんになった今でさえもそうだ。愚痴もこぼさず痛いとも言わずにいる患者はほめ上げる。〝聞き分けのいい患者〟でいてほしいと思うからだ。だがそれは扱いやすい犠牲者にすぎない。患者の奮闘ぶりやコントロールの枠をはみ出そうという大胆な試みには、煩わされたり、嫌な思いをさせられたりするのはごめんなのだ。そんなことは考えたこともないと否定するだろうが、型破りな方法で勝ちにいって苦しむ患者を目の当たりにしたり、自分までが面倒に巻き込まれたりするくらいなら、あっさり負けてくれたほうがいいと思っているのだ。

ところが、私たち患者の味方になってくれるスポーツ用語がある。「泥臭く勝つ」だ。たとえマイケル・ジョーダンではなくミッキー・マウスのようだとしても、とにかくゴールリングにボールを押し込む。打撃の神様テッド・ウィリアムズではなく〝生まれつきのだめ人間〟のようだとしても、しゃにむにボールを打ち返す。美しくなくても勝つのだ。

がんに関する文献を読んでいるうちに、一見矛盾していそうに見えて、実はそうではないかもしれないと思うことがあった。ある研究では、ボランティア活動に参加する患者のほうが、しない患者よりも回復率がいいとされ、別の研究では、手を貸すように求められたときに、気兼ねなく〝ノー〟と答えられる人ほど回復するとされている。

こうした矛盾は、コントロールという観点から解決できるのではないか。もし純粋に自由意志で人助けを買って出るのであれば、その人はコントロールを有していると言える。ところが、人助けの相手が家族であれ、友だちであれ、見知らぬ人であれ、強要や非難によって協力させられるのであれば、その人はコントロールを奪われたことになる。**人助けを買って出るにせよ、断るにせよ、自分でコントロールする人ほど回復率は高いのだ。**

がんとの闘いに勝つためには、前向きな取り組み、挑戦を受けて立つ意欲、周囲の人の支えの他に、コントロールが必要だ。それは、自分でコントロールすることであると同時に、誰からもなにからもコントロールされないことを意味する。

私たちはコントロールの外に出なければならない。**他者のコントロールから、自分自身の恐怖や生への過度な執着から、自由になる必要がある。コントロールされなくなったなら、それがコントロールを手に入れたときなのだ。**

がんだから、私は自分をコントロールしている。

全力を投入《コミット》する

と言うと、なにかの団体に〝入れ込んでいる〟に違いないと思う人もいるだろう。でも、そういう意味ではない。

コミットメントとは、全面的な取り組みであり、サポート（支援）、コントロール（主導権）、チャレンジ（挑戦）と並んで、回復には必要な要素なのだ。それは、成長や健康への全力投入であることはもちろん、人間としてのさらなる成長や豊かな人生への全力投入でもある。

コミットメントは行動を意味する。計画や意図を持って、結果を得るために行動することだ。なにかに賛同してはいても、コミットしていない場合もある。たとえば民主主義。「民主主義には大賛成だ」と言いながら、一票を投じなければ、本当にコミットしたことにはならない。飢えに苦しむ人たちに援助するのは名案だと思っても、寄付したり、食料配給所でボランティアしたり、議員に働きかけたりしないうちは、飢餓の苦しみを和らげるために全力で取り組んでいるとは言えないのだ。

がんに立ち向かうつもりなら、立ち向かうための行動が必要だ。そしてそれは、他の誰かの行動ではなく、〝自分自身の〟行動でなければならない。手術や化学療法や放射線治療は、真の意味で自分の行動だったと思う。自分で決断を下したのだから。もちろん、実行したのは他の人たち――

研究者、薬剤師、看護師、医師——だが、その人たちに協力するだけだったり、彼らの行動を受け入れるだけだったりしたら、私はがんとの闘いに本当にコミットしていることにはならない。

毎日、悲しげな顔をしたピエロのエメット・ケリーがやってきて、このからだからすべてのがん細胞を掃き出してくれる。エメットのほうきをご存知だろうか？　私はあれを〝光のほうき〟と呼んでいる。実際のサーカスでは、地面にスポットライトの輪が当たっていて、エメットのほうきの動きに合わせて、照明係が輪をだんだん小さくしていく。まるで光の輪を掃き出しているように見える。私が入浴していると、そのエメットがからだ中を隅から隅まで小さな光の輪で掃き清めてくれる（31ページの「歌う」を読んだ方なら、視覚化《イメージトレーニング》と音楽とが合わさると、いい働きをしてくれることを思い出すはずだ）。エメットが仕事を終えるころには、がん細胞はすっかり消えている。こうした視覚化は他の誰でもなく、自分にしかできないことだ。

がん患者が本当にコミットしている、全力を投入しているといえるのは、自分にしかできない行動を起こすときだ。たとえば、視覚化や瞑想やバイオフィードバック（※17）を行う、癒しの礼拝に出席する、自分自身に語りかける、よりよくコントロールできるように自分の病と治療について理解を深める、からだの状態を常に観察する、祈る、健康維持に必要な正しいメッセージを自分自身に送る、正しい食生活を送る、運動をする、タバコやアルコールを避ける、毎日笑うように心がける、ストレスを減らす、自分のからだに癒しの手を当てる、など。

これらのすべてが万人にあてはまるわけではない。けれども、**自分のためにできることが多ければ多いほど、前向きに全力で取り組んでいるという自覚が高まり、満足の度合いも上がる。**すると、

そのことが心に平安をもたらし、ストレスを軽減させ、ひいては自己治癒力の活躍のチャンスを広げるのだ。

乳房生検を受けた患者を対象に研究が行われた。最も反応のよかったグループは、〝祈る〟という行動を最初に取った人たちだった。宗教的であるかどうかにかかわらず、なにかを信じることはコントロールを高める。その女性たちの場合も、信じているものが本人にコントロールを与え、それが祈るという行動にコミットすることを可能にした。そして、その行動がストレスホルモンを減らしたのだ。

ストレスホルモンを軽減するもう一つの方法は、人助けに積極的にかかわることだ。たとえば、サポートグループやボランティア活動に参加する、個人的に誰かを助ける、など。健康を実現する方法とは、自分自身に治癒をもたらすための行動に打ち込むことはもちろん、自分を取り巻く社会や環境を健全にするための行動にも全力投入することなのだ。

コミットメントは、決意と行動が一体になったものだ。たとえば、ピーナッツバター付きのパンのように。サッカーならば、ゴールを視界にとらえると同時に、ゴールの方向へボールを蹴ることなのだ。

以前、よく一緒に走っていた若い女性は、走ることに関してはなんでも好きという人だった。ただし、走ることそのものは別だった。ランニング関連の話題は尽きないし、雑誌をよく読み、ウェアやシューズを買い込み、ストレッチに熱心に励む。ところが、いざ出発となると、まったくやる気がなかった。走るという考えは好きだが、実際に走ることには全力を傾けてはいなかった。

病を克服し、よくなるには、全力を投入することが必要だ。それはたやすいことではない。しかし、やりがいはぜったいにあるはずだ！

がんだから、私は全力を投入する。

※17　バイオフィードバック＝本来自発的に制御できない生理活動を計測器によって数値・画像・音などの情報に変え患者本人にフィードバックし、患者がそれらを手がかりとして意識的に訓練を繰り返すことで、心身の調整を行えるようにする療法。

完全になった

今の私は、少なくとも以前よりは完全に近いと思う。

表面的には（というか、大腸的には）これはおかしな話だ。〝完全《ホール》〟（whole）どころか、〝穴《ホール》〟（hole）が開いているのだから。つまるところ、私は一部が欠落している人間。それなのに前よりも完全に近いとはどういうことか。

ウェルネス、つまり身体的・精神的・社会的に調和のとれた良好な状態を実現するために鍵を握っているのは、〝つながり〟だと思う。他者とのつながり、自分自身とのつながり、目的とのつながり。つまり、完全性（ホールネス）とはすべてを一つに集め、つなげることなのだ。

そのつながりが希薄になり、まとまりがなくなるほど、人間の完全性は損なわれる。全体と融合していない部分は必ず病気になる。愛と団結という支柱や防護壁に守られず、ぽつんと孤立しているからだ。

川に転落した男のこんな話がある。落ちるところを見ていた老水夫が、船を漕ぎ出し、まさに男が沈みかけた瞬間、腕をつかんだ。ところが義手だったため、すっぽり抜けた。再び沈みはじめた男がどうにか水面に顔を出すと、水夫が今度は髪をつかんだ。あいにくそれはかつらだったため、またすっぽり抜けた。それでも男がまた浮上すると、水夫が洋服をつかみながら叫んだ。「しっかりくっついてくれなきゃ、助けられんぞ」

私たちがん患者も、よくなりたいのであれば、しっかりくっついていないとだめだ。つまり、心とからだと魂が統一されていなければならない。**長期生存者に見られる最大の特徴は、愛、人生に対する前向きな姿勢、目的を探すこと、運動、ダイエット、霊的な豊かさ《スピリチュアリティ》、笑い、人生への感謝、人間関係、自分を愛すること、新たな選択肢を見つけ、新たな方法を学ぶこと、といった要素なのだ。**

こういう要素は、はじめからすべて備わっていなければだめというものではない。どれもあとから努力で身に付けることができる。その人のウェルネスは、新しい選択肢を見つけられるか、今までとは違う見方ができるようになるかどうかにかかっている。そうした要素を身に付け、融合をめざすことのほうが、どのような治療よりも免疫力アップにつながるのだ。

がんという病気はスピリチュアルな部分にかかわってくる。分裂と融合というジレンマに直面しなければならないからだ。ふだん私たちの生きている社会では、対立の構図が当たり前になっている。法廷では弁護士対弁護士、街では警官対犯罪者、スクリーンではカウボーイ対インディアン、結婚生活では夫対妻、競技場ではチーム対チーム、職場では経営者対労働者、といった具合に。一方が勝者になると、他方が敗者にならざるを得ない。誰かが〝ナンバーワン〟にならなければならないし、それ以外の数字は意味を持たない。

けれども、今がんをやっつけようとしている私が対立しているのは、自分自身なのだ。がんは自分の一部なのだから、私の勝利は私の敗北でもある。けれども、完全になる、良好な状態になるということは、一つになることだ。それは善悪の問題でも、勝ち負けの問題でもなく、生か死かの問題ですらない。生か、はたまた、生ならざるものかの問題なのだ。完全な人間として生きられるなら、いずれ死んだとしても敗北ではないが、分裂したまま生きているとしたら、その生は勝利とは言えない。

目標、目的として意識すべきなのは、治癒する、がんを叩きのめす、生きつづけるといったことよりも、完全性を実現する、つまり、円満無欠の人間でいることそのもの。それが正しい、しかも実のところ、人生でめざすだけの価値のある唯一の目的でもある。自分の存在の正当性を証明するために、偉業や奇跡を成し遂げる必要はない。円満な人間でいること〝こそ〟が、存在の目的なのだ。

ウェルネスに通じる道は一本道ではない。病から回復し、よりよく生きることとは、複雑な道路網をたどりながら、完全性という一つの中央交差点に到達することなのだ。

治癒が結果を表す概念なのに対して、ウェルネス、健康、癒し、完全性はプロセスであり、一瞬一瞬の生き方を表す概念である。私は、治癒という一本道の終点にたどり着くことだけを求めているのではない。この先の人生が長いか短いかにかかわりなく、最後まで一瞬一瞬を完全な状態で生きていたいのだ。

病気、とりわけがんは、往々にしてその人を霊的《スピリチュアル》に豊かにしてくれる。一つには、免疫システムを強化して、自己治癒力を高めるために視覚化、瞑想、祈りを実践するようになるからだが、私は、がんそのものに、なにかスピリチュアルなものがあるからだとも思う。がんは、完全性に対する挑戦、愛の融合に対する挑戦なのだ。だから、がんの挑戦を受けて立つなら、分裂状態にある自分自身と向き合い、散らばった断片を一つにつなぎ合わせるところからはじめなければならない。


がんだから、私は完全になった。

態度を決める

態度を改めればチャンスは広がるそうだ。でも、それはどうだろう。肝心なのは態度を決めることではないかと思う。自分らしい態度。それ以上でも以下でもない。

私の入っているサポートグループに、ジムという男性がいる。これまでに二度がんを患っている。一度目は、あと一年も生きられないと言われ、二度目は片方の肺を失った。三度目もあると確信しているそうだ——それだけ長く生きた場合だが。かれこれ五年は態度を改めずに暮らしてきたが、そのことを誇りにしている。

「もっとちゃんとしろなんて言われるが、ふん、ばかばかしい！　ちゃんとなんかしなくたって、まだこうして生きてるじゃないか！」

ジムは、若者たちが言うところの〝デカい態度〟を心から楽しんでいる。〝更生する〟必要などさらさら感じていない。ヤバくても、ゴキゲンなのだ。

そういう生き方は、ふつうならほめられないだろう。でも、がん相手としては実に立派な生き方なのだ。態度が悪くても生きているという事実を誇りに思い、それを貫けることを証明したいから態度を変えない。そうした生き方が闘いつづける理由になっている。大きな目的があるから、ジムは挑戦を受け入れ、全力を投入し、身をもって証明しようとしてきた。つまり、「がん相手にちゃんとした態度など必要ない」という態度こそが正しい態度なのだということだ。そのためには生きつづけなければならないとしても、ジムは態度を変えないだろう。**私たちに本当に必要なのは、がんに立ち向かうのにふさわしい態度であって、正しい態度ではない。**「効き目があるならなんでも」というのが、がん闘病のモットーだ。がんは人それぞれの病だから、一人ひとりが、一番自分らしいやり方で向き合わなければならない。

外科医のバーニー・シーゲルは、「この患者は快方に向かっているな」とわかる瞬間があるという。看護師や他の医師がカルテに〝態度悪し〟と記入したときだそうだ。それは、患者が自分自身に責任を持ちだしたことを意味する。つまり、看護師や技師や医師の手を煩わせない〝聞き分けのいい〟患者であることをやめた、ということだ。

私は自分のがんに関して開けっぴろげにしてきた。治療のことも痛みのことも、要するに、この病にまつわるあらゆることを包み隠さずに話している。ところが、それができない人もいる。おそろしさにすくんでしまうのだ。〝がん〟という言葉自体を聞きたくないのだから、ましてや、がんがどういうものかなど聞きたくもないわけだ。

ある男性が、友だちのことを話してくれた。

「ダンはがんだったんだ。なのに、一言も明かさなかった。いやぁ、まったく気づかなかったよ。変わった様子はけっして見せなかったからね」

「いい人みたいですね。お会いしたいな」と私は言った。

「いやぁ、それは無理なんだな。亡くなったからね。でも、がんだったとは最後の最後まで誰にもわからなかっただろう」

　別に責めるつもりはないが、私にとってダンは手本にならない。彼のようにはなりたくない。亡くなったのだから。

　がんであれ、関節炎であれ、その他の衰弱性の病気であれ、患っている人の態度がこんなふうにほめたたえられるのを、いったい何度耳にしてきたことか。「すばらしいわ。あの人ったら愚痴一つこぼさないのよ。最悪のときだって、具合をたずねられるとにっこり笑って『大丈夫よ』って答えるんだから」

　そういう人たちに異議を唱えようとは思わない。人それぞれに違う病だから、自分が一番合っていると思う態度で臨むべきなのだ。苦しいときに〝大丈夫〟と答えるとしても、それが自分で決めた自分らしい態度だというなら、それはそれで結構。でも、本当に自分の態度なのだろうか？　誰かに仕向けられたのではなくて？

　私が尊敬するのは、たとえ限られたことであっても、そのときの自分にできることを精いっぱいやる人だ。つらいときでさえ、人にはそれぞれ〝大丈夫〟と言える場合がある。〝大丈夫〟は相対的な表現だからだ。私の病状はあなたにとって我慢できないものかもしれないが、私にとっては〝大丈夫〟なのだ。

　つまり、**私のことは私が決め、あなたのことはあなたが決めるということ。**最善の態度とは、心からの正直な、その人らしい態度。他人にとって都合のいい、当たり障りのない態度などではない。


がんだから、私は態度を決める。自分らしい態度を。

4章　毛が抜けても不思議なくらい美しくなるとき

——治療——

Now that I have cancer...

ヒーローになる

外科医のバーニー・シーゲルによれば、病気はその人に夢を実現させ、理想のヒーローになるためのチャンスを与えてくれるそうだ。私にはたくさんの理想のヒーロー像がある。野球の花形選手、ジャズバスーンの奏者、偉大な作家。だが、いつまでも変わらないヒーローはランナーだ。

いつも自分のことを長距離走者だと思ってきた。もちろん、実際にいつもそうだったわけではない。イメージしてきたということだ。小学生のころニュース映像で見た、一マイル（一六〇九m）走で〝難攻不落〟と言われていた四分の記録の壁にアタックするグレン・カニンガムの姿にゾクゾクしたものだ（※18）。当時は一マイル走が長距離走と考えられていた。やがて高校に入った私は、伝説の英雄たちの倍を行こうと二マイル走をはじめた。ロードレースに出るころにポピュラーだったのは、一〇キロ（六・二マイル）走だ。そうやって距離を伸ばして、最後にたどり着いたのはマラソン――二六マイル三八五ヤード（四二・一九五キロ）だった。

私を含めて長距離走者というのは、えてして傲慢なところがある。たとえば、「ああ、三〇分後にうかがえばいいんでしょう。ここからだと一〇マイルの距離ですよね。今日は妻が車を使ってるんですが、なに大丈夫ですよ、走っていきますから」などと言う（一マイルは何キロだから……などと計算をはじめるとややこしいので、かまわないこと）。それに、シャツにこんなスローガンを入れたりもする。「行く手が険しいと足が止まるのは短距離走者」。しかも何マイルも走れば、あらゆる健康上の問題が免除されるものと考えがちだ。もちろん、靴ずれ、すねや関節の痛み、女性なら特に胸の垂れ下がり、などからは逃れられないが、自分はぜったいに死なない、いつか夕日のかなたへ走り去り、戻ってこないだけだなどと思い込んでいる。要するに、健康に関して思い上がっているのだ。走れば走っただけ健康は保障されるもの、と決めてかかっている。そういうわけで、がんや心臓病に対しててんで覚悟ができていない。だからつい、「あんなに走ったのに、どういうことなんだ？」と嘆きたくもなるのだ。

だが、今の自分にとって、あんなに走ったことには別の意味があると思う。化学療法用の装束をまとい、胸にグローションカテーテルを装着した私は、今ではのろのろと進む歩行者であって、かつてイメージしていたような長距離走者ではない。けれども、**走者だった〝事実〟はたしかにあるのだ。**かつては二六マイルのフルマラソンを走り抜きゴールインしたではないか。マラソンを完走したことがあるのだから、これからもできないわけがない。

そこで、五二週間の化学療法期間をマラソンになぞらえ、〇・五マイルずつ五二区間と考えてみた。そして「この化学療法コースは完走できる。どんなマラソンコースでも完走できるのだから」と自分に言い聞かせた。そして半マイルをクリアしたら、また次の半マイルへと走りつづけた。どちらのマラソンでも、壁にぶち当たるときや、リタイアしたくなるほどの痛みに悩まされるときがある。けれども、どちらも投げ出すことなく、完走したのだった。

いつも自分のことを長距離走者だと思ってきた。がんになった今は、長距離勝者だと思っている。そして英雄でもある。

※18　一マイル走で四分を切ることは長らく無理だとされていた。

縁起をかつぐ

以前はかついだことなどまったくなかった。たしかに、カレッジバスケの強豪、インディアナ大学フージャーズの試合を見るときは、チームキャップのひさしを左に傾けてかぶるようにしているが、それは単なる余興にすぎない。それで本当に得点が変わるとは思っていない。ところが今の私は、いいことはとことんやりたいし、悪いことはとことん避けたい気持ちでいっぱいだ。がんの去就を決定づけそうな行動や、はては考え方まで、片っぱしから試してみたくてうずうずしている。

化学療法を受けるとき、必ず座るようにしている椅子がある。その椅子に腰かけると、血管が一番よい具合に浮き出て点滴の針が入りやすくなるのだ。椅子とはなんの関係もないのはわかっている。でも、安全第一、わざわざ別の椅子に座るなどというリスクを冒すつもりはない。前回の治療のときは、朝食にバナナを食べていったら吐き気をもよおさなかった。それ以来、何本朝食のバナナを食べてきたことか。最近は歩き方がチンパンジーのようになっている。バナナを食べるのは、たぶん良識的なことであって迷信ではないだろう。ならば、チェック柄のシャツを着たときに起きる現象はどうとらえるべきか？　チェック柄を着た日には化学療法のあと口内炎にならないのだ。試しに無地のシャツを着てみたらどうかって？　とんでもない！

私はマジックを趣味にしている。子どもたちの目の前で、三本のロープを一本につなげたり、ボールを消しては、誰かの耳からポンと出したりしたときの、あの笑い声や驚く顔が大好きだ。マジックはたしかに楽しい。でも、それ以上の意味を深読みするのはどうかと思う。がんは、赤いベルベットの袋に入れて消し去ることはできないし、「アブダカダブラ」の呪文とともにひそかに消滅させられるものでもないからだ。

では、縁起をかつぐことと、生命の不思議をそれはそれとして認めることとは、どう違うのだろう？　信念に基づく行動が、単なる余興に変わるのはいつなのか？　なにが良識的で、なにがばかげたことなのか？　正解とはなにか？

本当に正解はあるのだろうか。座るべき椅子、着るべきシャツ、食べるべき食品は？　けれども、もし正解などないとしたら、どうやって病を克服すればいい？　健康になるかならないかは単なる偶然なのか？　治療の助けになるようなことは、自分ではなに一つできないのだろうか？

いや、正解はあると思う。ただし、椅子やシャツやバナナの領域にではない。正解とは、マジックよりも信念に、魔法の薬よりも祈りに、正確な儀式よりも正しい考え方に関係がある。とはいえ、私たちがん患者は、未来を信じる気持ち、そして現在を信じる気持ちを表現するために、内に抱える不安や希望を表に出さなければならないときがある。たとえば私が、化学療法のたびにチェック柄のシャツを着て、同じ椅子に腰を下ろすとしたら、それは「私は、やられっぱなしの犠牲者じゃないぞ」という気持ちの表れなのだ。どんなに強い風にあおられようと、自分はしおれるばかりの葉っぱなどではない。私には選ぶべき正解があり、それは必ず力を与えてくれるのだ。

そう、**私は、恐怖ではなく愛を、分裂ではなく融合を、孤独にまさる絆を、依存よりも自立を選**

ぶことができるのだ。けっして容易ではないが不可能ではない。そのことを忘れないようにするための一つの方法、それがシャツや椅子へのこだわりなのだ。縁起かつぎは、私にとって希望の印でもある。

がんだから、私は縁起も希望もかつぐ。

〝最後の日の最後の一滴〟まで頑張る

それが病気を克服するには必要だと、主治医は言う。

もちろん、この先生にはコメディアンの気がある。私の胸に化学療法用のグローションカテーテルを挿入しながら、「そろそろ痛くなってきましたか?」とたずねるので、「いいえ」と答えると、「うへっ、なんか間違えたみたいだな」と言うのだ。〝ぜったいに〟コメディアンだと思う。

主治医は、私をつなぎとめるために〝最後の一滴〟論をずっと唱えつづけている。最初の一カ月は、いつ投げ出してもおかしくないほど副作用がひどかった。口内炎で食事も会話もできなくなり、下痢は……まあ、言わなくてもご想像のとおり、まぶたはただれてくっつき目は焦点が合わず、血管は炎症を起こし、手足は数日間歩けないほどにむくんだ。

ある真っ暗な夜の二時、私は決意した。もし六カ月で副作用が今よりましにならなかったら、一二カ月の期間満了を待たずに化学療法はやめよう。だが、問題は私が臨床試験に参加していることだった。リタイアしたらデータが台無しになるかもしれない。主治医も最終日の点滴の最後の一滴まで頑張れと言っているし。

そう言いつづけてくれるのはありがたい。私だって臨床試験に貢献したいと思う。この苦しみを無駄にせず、他の人たちの役に立つような発見につなげてほしいのだ。

コーヒーブランドのマックスウェルハウスは、「最後の一滴までおいしい」のキャッチフレーズでおなじみだった。きっと化学療法は最後の一滴までまずいだろうが、つづけていこう。誰かさんのデータを台無しにしたくないことだけが理由ではない。

故郷に程近いところにある川の流れる地域に、こんな伝説がある。春が来ていつものように水位が上昇すると、一帯は洪水になり、人びとは屋根の上へと避難した。ある一家も全員が屋根に上がり、さまざまなものが流れていくのを見ていた。木、鶏小屋、豚、そして古びた帽子。ところが、その帽子は一家の敷地の端で止まると、向きを変えて洪水の流れに逆らいながら上流のほうに戻っていった。敷地のもう一方の端に着くと、また止まって今度は下流へと向かう。流れに乗ってあちらへ行ったかと思えば、今度は流れに逆らってこちらへ戻る。それをじっと見ていた家族は、こんなにありえないことが起こるのはなぜかと首をひねった。そのとき、息子の一人が頭をはたきながら叫んだ。「そうだっ。じいちゃんが言ってたっけ。今日はぜったいに芝刈り機をかけるぞ、たとえ火の中、水の中ってね」

人には、四の五の言わずに、やらなければならないことがある。下の娘のケイティも、これは私からのアドバイスの中では最高の部類に入ると言っている。日ごろの彼女の評価からすると、結構なおほめをいただいたと言っていいだろう。

「パパって、ずいぶん私にウソをついてきたわよね」とケイティ。

「どういうことだい？　おまえにウソなどつくわけがないじゃないか」と私。

「そうかしら。たとえば、〝大きくなったらわかるようになる〟ってよく言ってたじゃない。もう大きくなったけど、全然よくわかるようになってないわ。大学に入ったときはこう言ったわよね。〝四の五の言わずに、やらなきゃならないことがある。やる気とか、願望とか、環境とかには関係ない。ともかくやらなきゃならないのさ〟って。おかげでえらい目に遭ってきたわよ」

ワーテルローの戦いでナポレオンを破ったウェリントン公に向かって、誰かが、「イギリスが勝利したのは、兵士たちがフランス軍よりも勇敢だったからでしょう」とたずねた。するとウェリントンはこう答えた。

「いや、フランス軍兵士も勇敢だった。だが、わが軍の兵士はさらに五分間だけ勇敢だった」

物事は、たいていそういうものではないかと思う。**どれほど勇敢だろうと、賢かろうと、肝心なのは、持てるかぎりの知恵と勇気をどれほど長く振り絞れるかなのだ。**

がんだから、私は最後の日の最後の一滴まで頑張る。

不満屋になる練習をする

不平不満をもらす人のほうが回復しやすい。ネガティブな気持ちをすべて吐き出し、感情的な毒素を体外に排出するからだ。ボクサーでがんになった人などいるだろうか？　もちろんいない。多少イカれたところがあるとしても、ボクサーが自分自身に攻撃をしかけたり、敵意を向けたりすることはない。そういうものはすべて相手の頭に向ける。

一部の不満屋も同じことをしている。それこそが、不平をもらすのはよくないとされるゆえんだ。実際、ひどい愚痴のこぼし方をする人はたくさんいるもので、自分が楽でない状態にあると、その不満を誰かの頭の上にドサッとかぶせてくる。そういう感情性核廃棄物は、本来、安全な処理場に持っていくべきものだ。誰もが子どものうちから、我慢しなさいとか、強い子になれとか、〝おにいさん〟〝おねえさん〟になれなどと教えられるのはそういうわけだ。〝大きい〟子たちは泣かないし、不平不満を他の人に押し付けたりしないものだよ、と。

ありがたいことに、ヘレンと私はそういうことを娘たちに教え込むのに失敗した。二人を禁欲的な非・不満屋に育てようと手を尽くしてはみたが、一向に芽が出なかった。上の娘などは、八歳のころ、近所の人から〝メアリーすぎる〟とあだ名を付けられたことがある。いつも、暑すぎていやだ、寒すぎていやだ、ノッポすぎていやだ、チビすぎていやだ、おなかがすきすぎていやだ、いっぱいすぎていやだ、お金がありすぎていやだ、足りなすぎていやだ、と言いつづけていたからだ。この世はいつも明るすぎるか、暗すぎた。なんという〝メアリーすぎる〟メアリー。私たち両親は、そんな娘の様子に不満屋の度がすぎると感じたが、彼女には生まれながらの勘の鋭さもあった。そのことは私たちもありがたいと思う。子どもの直感は、子育ての失敗をいろいろ埋め合わせてくれるものだ。

そういうわけで、今の私は娘たちを見習っている。つまり、安全な方法と場所を選び、不平不満をぶちまけている。たとえば、がん患者のためのサポートグループや教会の祈りのサークルだ。神にも洗いざらい話している。歩くときは一歩踏み出すごとにぼやき、不満をためないようにしている。この町の人はみんな、私の目がただれて涙が止まらないでいることもご存知だ。「お加減はいかがですか？」と質問すれば、私から答えが返ってこないことはないからだ（そもそも知りたくなければたずねないだろうし）。

ただし、こういう話をするだけで、私はすでに居心地が悪い。もともと愚痴をこぼすようなタイプではないからだ。自分よりも重症な人がたくさんいるというのに、どうして不満など言えるだろう？　私は、いつだって誰にも迷惑や苦労をかけない〝いい人〟で点を稼いできた人間だ。今でも心の奥底では、それが人間のあるべき姿だとは思う。だが、ありがたいことに家族や友人がこう言ってくれるのだ。「さあ、私たちによりかかりなさい。四六時中、いい人でいる必要なんてないんだよ。そんなことに関係なくあなたを愛しているんだから、苦しいときはそう言えばいい。え、がんなんかいやだって？　よくぞ言った！　そうやって吐き出して治してしまいなさい。不満たらたらでも生きているあなたのほうが、〝なつかしい〟思い出になってしまうあなたより、ずっといい」
ある日、化学療法担当の看護師の一人が言った。「いいですか。治療は我慢比べではありません。つらいときは言ってくださいね」。化学療法室の看護師たちはいつも正しいが、彼女も正しかった。たしかに、**これはいい人自慢コンテストではない。健康になるための闘いなのだ。**その闘いに私は勝つもりでいる。だから〝いい人〟根性をちょっとばかり叩き直す必要があるだろう。ところで下痢の話はしただろうか？　まだ聞いていない？　でもそのまえに一言。

がんだから、私は不満屋になる練習をしている。

朝の悲惨なひとときは喜びに変わった

最初からそうは思えなかった。いや、それどころか、がん以前には朝の悲惨なひととき自体がなかった。

私はずっと朝型人間できた。日の出と雄鶏の鳴き声とともに起床。カップ一杯の紅茶をすすると、五マイル走りにいき、しばし自分だけの時を過ごす。そのうえ、残念ながら夜型人間でもあった。上等な小説を読んだり、低俗なテレビ番組を見たりして夜更かしするのが大好きだった。朝型人間で同時に夜型人間というのは、最悪の組み合わせだ。睡眠時間を確保できなくなる。勤め先が、昼間起きていないとお目玉を食らいそうな場所だったりすればなおさらだ。

ただし現在の私は、朝型でも夜型でもない。疲れきっているので夜更かしなどできないし、ときには、一〇時間眠っても、眠る前と同じくらい疲労が残っている。だが、なんといっても一番つらいのは、毎朝、おなかの中で発生する現象だ。

私の大腸は、悪性腫瘍を取り除くために三分の一が切除された。おかげで排便習慣が一変してしまった（がんでない人は尾篭《びろう》な話だと思うかもしれないが、がん患者にとってはこれが現実なので、お許しいただきたい）。以来、三〇～九〇秒前に事前通告が来るようになった。そろそろ着席の時間ですよ、というお知らせだ。席と言ったって、もちろん食卓にではない。それが来たときには、なるべくトイレの近くにいなければならないのだ。

　この大幅に短縮された腸管《ムーブ》――さしずめ大腸ならぬ半腸といったところか――は、朝起きてから三、四時間の間に四、五回はもよおしてくる。その際、私に与えられる猶予はたったの一分半ほどだ。そのもよおしの回数たるや、交響曲の楽章《ムーブメント》よりも多い。化学療法が下痢を置き土産にしていった場合は、回数はさらに増える。そのうえ手術の後遺症で、それまで一度も経験したことのなかった痔にも悩まされるようになった。したがって各回の〝もよおし〟のあとには、着ているものを全部脱いでシャワー室に入り、〝徹底的かつデリケートな洗浄作業〟を施さなければならない。とまあ、こういう複雑な状況にあるので、〝朝の悲惨なひととき〟という表現を使う理由もおわかりいただけると思う。

　では、それがなぜ〝喜び〟なのか？　ここに至る過程で、バーニー・シーゲル、ジョーン・ボリセンコ、ノーマン・カズンズ、グレッグ・アンダーソン、ジェラルド・メイ、レジーナ・サラ・ライアン、メアリー・マクダーモット・シドラーたちと知り合ったからだ。バスルームの片隅に父が作った小さなテーブルが置いてあるのだが、その上に積んであるのが今挙げた人たちの著書だ。朝の悲惨なひとときを楽しみに変えるため、バスルームに入ったときしか読めないようにしている。

　その人たちは、今の私に必要な賢い言葉を聞かせてくれる友人であり心の医者でもある。彼らの言葉の中にはなんとなく聞き覚えのあるものも、まったく初耳のものもある。一部は友だちからもらったり薦められたりした本で、残りは、書店をぶらつくうちに出会った本だ（本屋へ行くのは朝以外の時間帯なのは言うまでもない）。

私の人生は、この新たな友人たちとの出会いによって実に豊かになった。日課となった彼らとのおしゃべりがなかったら、今頃どうなっていたか想像もつかないくらいだ。毎日、私は、〝自分に与えられた限界の中で精いっぱい生きる〟という新たな対処法を学んでいる。**この人生を、そして人様が私に注いでくれる愛を、以前よりも深く味わえるようになったのは、新たな友人たちの指導の賜物だ。**

ベートーベンは、仮に人生の喜びと悲しみのどちらか一つを選ばなければならないとしたら、悲しみのほうを手元に残すだろうと言った。なぜなら、悲しみからずっと多くのことを学んだからだという。まったく同感だ。私だって、朝の悲惨なひとときから逃れるために新しい友人たちを失うくらいなら、悲惨なひとときを手元に残すだろう。

なにも、本の世界に浸って現実逃避しようというのではない。どんなに苦痛に満ちていても、今という瞬間から逃れるつもりはないのだ。だが、お気に入りの本の著者たちがつきあってくれれば、苦痛や不快感は消えなくとも、惨めな気持ちは和らげられる。

もちろん、別のときにだって彼らの本は読める。それでも毎朝の日課はやめないでおこう。他のときに読んだのでは、私が経験しているこの特別な悲惨さが単なる一般論になってしまう。

どんなに悲惨なひとときだろうと、友だちと分かち合えるのなら、誰とも共有できない喜びよりはましだ。だから、がんになった今、朝の悲惨なひとときは喜びでもある。

ベッキーの顔を見るたびに気分が悪くなる

ベッキーはがんクリニックの看護師長だ。私にとっては、点滴の針を挿し、化学療法剤を流し込んでくる、押しの強い人でもある。ベッキーその人のことは大好きだ。有能だし、明るいし、かなりの美人でもある。できれば一日中眺めていたいくらいだが、一つだけ難点がある。顔を見ると気分が悪くなるのだ！

もしかすると、この手の話はすでにお聞き及びかもしれない。でも、もうしばらくおつきあいいただこう。

がんクリニックの上級看護師の中に、愛らしくて上品なマリーという女性がいる。ある日、食料品店で買い物中に通路の角を曲がると、クリニックの女性患者とばったり会った。そのとたん、患者から胃の中身を盛大に噴射されたのだった。

あるアメリカ人の腫瘍科医がパリの街を歩いていると、向こうから一人の女性がやってきた。すると、その女性は急にしゃがみこんで側溝にもどしはじめた。助けてやろうと駆け寄った医師は、見覚えのある女性だということに気づいた。以前アメリカで化学療法を行った患者だったのだ。しかし治療を終えたのは八年もまえのこと。それでも顔を一目見るなり、しかもアメリカから遠く離れた地で、いまだにゲーッとなるとは！

私の友だちは、化学療法を受けに行く際、七〇キロの道のりを運転しながら、ずっとクラッカーをもぐもぐやっている。車に乗り込み、町を出て北へ向かうと、吐き気がこみ上げてくるという。クラッカーはそれを抑えてくれるのだそうだ。

ここで再び登場するのが、いつも優雅なベッキーだ。腫瘍科での看護師歴一五年ともなれば、この手のエピソードにはびくともしないが、これは、そのベッキーにまつわる話。私は病院の駐車場に車を止め、通りを渡り、階段を下り、がんクリニックへつづく長いトンネルに入る。一歩踏み出すたびに、吐き気が強くなる。

ついにクリニックに到着。ベッキーと顔を合わせる。すると、次の瞬間にはもう洗面所へ直行。〝大きな白い電話（※19）でラルフを呼び出しに〟行くわけだ（それにしても嘔吐の婉曲表現の多さには本当に驚かされる）。

これは予期嘔吐と呼ばれている。**この症状は人間のからだと心は一つなのだということを思い出させてくれる。**クリニックに足を踏み入れベッキーの顔を見た段階では、吐き気を起こすものは、まだからだに入ってきていない。忌まわしい前回の治療はとっくの昔のことだから、絶好調のはずかと思いきや、とんでもない！　心はこれからなにが起こるかを知っている。たとえからだが忘れていても、不安を覚えるだけの理由が心にはあるのだ。

治療がなにもはじまらないうちに、もうムカムカしたり、痛みを感じたりするのはおかしいと言う人もいる。「頭の中の作りごとだ」と片付ける。なんと、頭の中に詰まったことなど数のうちに入らないと言いたいらしい。

ところが、頭の中のことは数のうちに入るのだ。そこへ鼻や舌や耳や眼が加わると、さらにその数が増える。この分野で精力的に研究を重ねてきた心理学者のウィリアム・レッド博士は、香水メーカーのコンサルタントでもある。その博士も、「香水の売り上げを伸ばしたければ、看護師にはつけさせないことです」と言っている。

予期嘔吐やそのつらさは抑えられないものではない。催眠法、瞑想、リラクセーション療法、イメージ療法などで予防は可能だ。病院やがんクリニックの中には、そういう指導をはじめたところすらある。だが、一番簡単な方法は、自分が好きな場所にいるところを想像することだろう。

だから、私は病院に車を止めながら、かつてシンシナティ・レッズの試合を観戦したリバーフロント・スタジアム向かいの駐車場を思い浮かべる。病院につづく長いトンネルは、通りを横切ってスタジアム一階の特等席につながる通路。階段を上がりスタジアム内に一歩踏み入れると、待ちかまえていたみんながこちらに視線を向け、歓声を上げる。「きみが来たから、これで試合に勝てるぞ！」みんなとは、もちろん、ダグアウトのジョー・モーガン、クリス・サボ、ジョニー・ベンチ、ピート・ローズのことだ。

想像し楽しむことのできる心は、神からのすばらしい贈り物だと思う。私たちがおろそかにすれば、心はこちらを窮地に追い込みもするが、きちんとつきあえば、癒しの手段にもなりうる。予期嘔吐は、人間の心とからだは一つであり、心身を合わせた全体として癒す必要があるということを、私たちに思い出させてくれる。

たしかにシンシナティ・レッズのユニフォームを着たベッキーは少し奇妙だが、少なくとも、見てもムカムカしない。

※19 〝大きな白い電話〟は便器を意味する俗語。ラルフの他にもヒューイー、チャーリー、ルースなどの名前がくる。

恵まれている

そのことを教えてくれたのはがんセンターの若者だった。ただし、医師でも看護師でも患者仲間でもない。清掃係だった。

化学療法中のムカつきの強い寒い日のこと、私は、病院の駐車場に車を置き、がんセンターにつづく長い地下通路を歩きはじめた。一歩進むたびに、自分を待ち受けている現実が重くのしかかる。じりじりと崖っぷちへ向かっている。つまり、子どもの頃のはやし文句を借りれば、〝ゲーロゲロのオーエオエ〟の瞬間が迫っているのだ。しかも近くにはトイレも流しもない。

わが身の不幸を哀れむ気持ちが、たちの悪い霧――スコットランド人が〝ハール〟と呼んでおそれる濃い海霧――のように渦巻き、私をすっぽり包む。腹の中に石を抱えているように重苦しい。

今にも、胃の中の朝食をぶちまけて壁画を描きそうになった瞬間、地下通路の角を曲がって清掃係の若者がやってきた。ごみを満載した台車を引っ張っている。通路の掃除担当者を目の前にしたのでは、誰だって散らかすわけにはいかない。私は深く息を吸い込むと、また歩きはじめた。

「どうです、調子は?」と若者がたずねてきた。目はきらきら、歯はぴかぴか輝いている。

どこから見ても元気いっぱいの様子。いかにも健康そうにはつらつとしているのが気に食わない。きっと鉄の塊を食べたってゲップ一つもらさないのだろう。ここは一つ質問に正直に答えてやることにした。

人間誰しも、そういう気持ちになるとき、つまり、腹いせに本心を告げたくなるときもある。友人で修道女のシスター・セクラだって、「大声で歌えばいいんです。そうすれば、こんな声をくださった神様に仕返しできるでしょう」と言うくらいだ。

誰でも、「お元気ですか？」という質問には、「元気です」という答えが自動的に返ってくるものと思うはずだ。でも、そのときの私は元気ではなかった。だからそう答えたまでだ。

「もうだめみたいだ」

私がつぶやくと、たちまち青年は真顔になり、コリー犬のように耳をそばだてた。これには少し後ろめたさを感じた。なんといっても、相手は愛想よくしようとしているだけなのだ。そんな人をこんなふうにまごつかせるのはフェアじゃない。

そこでふつうにしてみることにした。「で、きみのほうは？」

驚いたことに、尊厳と喜びと憐れみとが同居した表情を浮かべながら、若者はこう答えた。「おかげさまで恵まれています！」

「おかげさまで恵まれている！」なんというすばらしい言葉だろう。

ただし、それで吐き気がおさまるわけではなかった。通路を渡りきるとトイレに入るなりもどした。きっと、恵まれた清掃係の若者が掃除することになるだろう。

神の恩恵というのは、瞬間的な感覚の問題だけではない。たしかに、今の私は、もし苦痛も副作用もない瞬間が訪れれば、それだけでもう神の恩恵にちがいないと真っ先に認めるだろう。だがいつだって恵みは目の前に差し出されている。たとえ不幸に髪をつかまれ、ぐいぐい引っ張られていようとも、恵みは手を伸ばせば触れるところにある。私は、今、神々しい陶器にしがみつきながら言う。「そうだ、こんな状態であっても自分は恵まれている。なぜなら神が愛してくださるからだ。そして、私には愛してくれる人たちもいる。あの若者の言うことは正しい。私もまた恵まれているのだ」

恵まれている。ありがたいことに、研究者、医師、検査技師、看護師が努力してくれている。ありがたいことに、見ず知らずの人たちが、私の主治医になる医者を指導し、私の担当になる看護師たちに思いやりの心を教えてくれた。ありがたいことに、大勢の人が私のために祈り、気づかってくれている。**私の回復は、愛情あふれる何世代もの人びとの贈り物に他ならない。**なんと恵まれていることだろう。

そして真実にも恵まれている。口先だけの「元気ですよ」の代わりに告げた本音の言葉には癒しの効果があった。たしかに、最初は腹いせのつもりだったかもしれない。だが、元気でもないのに「元気です」と答えたところで、よくなりはしない。**恵みを受け入れられるように人を解放してくれるのは真実なのだ。**

そのうえ若い清掃係にも恵まれている。たとえ化学療法のせいで胃の中身がひっくり返りそうなときでさえ、その人と交わすほんの一言のあいさつが、この世の生は神からの贈り物だということを思い出させてくれる。

がんだから、私は恵まれている。

うんざりすることにうんざりする

くたびれると気分も落ち込んできて、とても単純なことでさえやるのが億劫になる。この疲労と落ち込みは、主として化学療法からくるものだ。わかっていながら、まだ一年もつづけなければならないと思うといやになる。少し元気を取り戻す頃には、また次の治療サイクルがはじまる。疲労と吐き気にはもううんざりだ。

しかも満身創痍。まずは目にきた。昔は一〇〇メートルも先で上がったフライ球でさえ見逃さなかった目が、すっかりだめになってしまった。まぶたは、四六時中くっついている。友だちのジャック・ニューサムと一緒に出席した会議でのこと、彼はリーダーの一人として壇上に、私は最前列に座っていた。ジャックとは長年親友の間柄だが、五メートルほどしか離れていないところからでも、壇上の彼を見分けるのにひどく苦労した。

目ばかりの話ではない。手足は腫れ上がっているし、口の中は炎症を起こしている。これではひげも剃れないし、道具も使えない。細菌に感染したり傷を負ったりするのがこわくて、歯医者にも行けない。一日の半分はトイレで過ごしている。少しでもまずいにおいを嗅ぐと、とたんに胃がひっくり返る。問題なのは、そのまずいにおいが一定しないことで、どれが受け付けないにおいかわかったときには手遅れなのだ。化学療法が終わってからも二週間は、ポテトスープ、タピオカ、クラッカー、ソースのかかっていないパスタなど白いものしか食べられない。色のある食べ物が恋しい！

がんのことを考えるのにもうんざりしている。いい加減に聞き飽きたし読み飽きた。副作用とのつきあい方が書かれたカラフルな書類なら、それこそよりどりみどり。看護師に医師、はては街ですれ違う知らない人までが、助言、情報、指示を与えてくれる。食卓の定位置の横には、関連の本やパンフレットの山ができ、さらに郵便物も届くという毎日だ。

私はがんのプロをめざしているわけではない。もうつきあいを終わりにしたいと思っている。外科医バーニー・シーゲルのがん患者に関する本ではなく、なにげない日常を題材にしたアン・タイラーの小説が読みたい。サポートグループの集まりではなく、野球の試合に行きたい。看護師は優しい人ばかりだが、白い服のたぐいは二度と見たくない。自動車整備工に「トランスミッションが弱っています」と言われるのはいいが、看護師に「血管が弱っています」と言われるのはいやだ。南部の男みたいにトラックを運転し、カフェでチコリ入りの苦いコーヒーをすすりながら大豆相場の話をしたい。**私は〝ふつう〟になりたいのだ。**

心の準備もできないうちに、気づいたらこんなことになっていた。友だちが薦めてくれた腫瘍科医にセカンドオピニオンを聞きにいったのが始まりだった。医師は、そのものズバリを口にすることから、長らく〝がん先生〟と呼ばれていた。そのうち周囲が慣れて、今では単に〝ハットフィールド先生〟と呼ばれている。

その先生がこう言った。「臨床試験に参加しませんか。あなたのタイプのがんに有効な新しい化学療法剤を使った一年間の試験です。ただし、術後三〇日以内に開始しなければなりません。しかもあなたの場合、今日がその三〇日目ですね。まあ、じっくり考えてみてください。とはいえ、理事会があるので、私は一五分後には出かけなくちゃならないのですがね」

思えば、いつもドタバタだった。自覚症状もないのに手術を受けるはめになり、そのうえ、一五分で化学療法を決断しなければならないとは。今まで周囲にがん患者は大勢いたが、家族や親戚には一人もいない。ましてや自分自身ががんになるのもまるで初めてだ。これほどくたくたになり、これほどつらい思いをすることに、まったく心の準備ができていなかった。

がん細胞はすばやく分裂していく。基本的に化学療法というものは、急速に分裂する細胞すべてをやっつけ、がん以外の健康な細胞は再生するという理論に基づいている。自分が、こんなにも多くのすばしこい小さな細胞《セル》でできているとは、知らなかった。胃、腸、口、毛髪、手のひらから足の裏まで、どれもこれも化学療法でめった打ちにされてきた。とりわけ元気という電池《セル》への打撃は大きかった。

だが、副作用でかすんだ目をこらし、壇上のジャックを探していたときのことを振り返ると、思い出すのは、いつもと変わらない親友の姿だ。どんなに視界がぼやけていても、それだけはわかった。化学療法を受けていようといまいと、なにごとも本質を見抜くのは難しい。でも、自分の友だちを見て友だちとわかるうちは問題ない。

口内炎にただれ目に足の痛み、これらはすべて自分の味方を見分ける方法でもある。どれも、化学療法が期待どおりに働いているということの証、つまり、敵である不要な細胞を切り離し、それ以外の味方の細胞にのびのびと活躍できる場所を与えているという印なのだ。

がんだから、私はうんざりすることにうんざりしている。だが、いずれにしても新しい日は来る。今は味方全員に感謝の気持ちでいっぱいだ。

囚われの身となる

もちろん完全な引きこもりではない。特に五日連続で点滴化学療法を受ける週などは、出かけなければならないし、それ以外にも外出が可能なときもある。仕事に行けるときだってある。ただし、化学療法で肌が過敏になっているために、日光に当たることができない。免疫力が低下していて、教会、ショッピングモール、劇場など、細菌がうようよしていそうな場所もだめ。赤ん坊を抱っこするのも要注意だ。最近予防接種を受けたことがないかどうか、まず確かめなければならない。

だから自宅にこもりがちになる。幽閉されているようで実にいやな気分だ。大好きなわが家を牢獄と思いたくはない。今までここは常に避難場所だったのだ。いわば、絶滅危惧種——私はおそらくその部類に入るだろう——のための保護区のようなものだった。

わが家には大きな窓がたくさんあり、光がたっぷり入る。窓のすぐ外では野生リンゴの木が花盛りを迎えている。リスや小鳥が枝の先までやってきては室内をのぞき込む。リビングルームのあちこちには鉢植えの植物が花を咲かせ、廊下を歩けば、家族の写真が歴史を聞かせてくれる。ここは何百冊もの本のすみかでもある。盲目の父が器用にこしらえてくれたさまざまなテーブルの上には、本が山と積まれている。あちこちに置かれたオルゴールは、次々と調べを奏で、部屋から部屋へと響き渡る。パズルやゲーム、小さな馬の置物は、娘たちが幼かった頃の思い出の品だ。そんな楽園にいながら囚われの身とは、なんという忌まわしい矛盾だろう。

今では、ときどき、この家が植民地時代の要塞か西部の砦のように思えてくる。石弓から大砲まであらゆる武器で攻め立てる野蛮な敵たち。その攻撃から身を守るため、私は銃眼の下に身を潜めている。問題は、敵が内側にもいることだ。実はすでに敵は私の内部にいる。お互いが牢獄の中の牢獄。私は自分の家にいながら囚われの身であり、がん細胞もからだという牢獄に捕われて、逃げようと暴れ回っている。

がん細胞はなにをおそれているのだろう。なぜ、私の中に腫瘍の砦を築き、立てこもっているのだろう。恐怖と拘束ではなく、愛と希望と美を意味するはずの場所で囚われの身となっていることに、やはり矛盾を感じているのだろうか。囚人と看守は、ちょうどがん細胞と私がそうであるように、いつも一緒に暮らさなければならない。

ある意味、人は皆なにかに囚われている。**よりよく生きる秘訣はたしかな牢獄選びにある。**さまざまな点で、がん細胞と私はどちらも賢い選択をしたようだ。囚われの身になるなら、私はこの家以上に適した場所を思いつかない。がん細胞のほうもこのからだ以外に適した場所を考えられないらしい。

しかし、家にせよ、からだにせよ、もともと牢獄として作られているわけではない。私だって、牢獄となったこの家から解放され、楽しきわが家でまたくつろぎたい。がん細胞も解放されるべきだ。次々と増殖しなければならないという脅迫観念から解き放たれ、ふつうの、自由な、希望に満ちた細胞になり、私の中でわが家のようにくつろげるようになってほしい。外界に怯えながら、閉じこめられているのではなくて。

がんだから、私はわが家にいながら囚われの身だ。ただし、私には連れがいて、お互い解放に向けて努力している最中だ。

5章　恐怖の夜が訪れるとき

——死を考える——

Now that I have cancer...

孤独の谷は自分一人で歩かなければならない

古い黒人霊歌にこういう一節がある。「イエスは孤独の谷をたった一人で歩かれた。誰も代わりに歩くことはできなかった。ご自分一人きりで歩かなければならなかった」。この歌は、私たちも一人ひとりが「孤独の谷は自分だけで歩かなければならない」ことを思い出させてくれる。

〝がん〟という言葉を初めて聞かされ、迫りくる死を思い浮かべたとき、孤独の谷をまったく一人ぼっちで歩かなければならないのかと思ってぞっとしたものだ。以前は一度もそんなふうに思ったことがなかった。もちろん、死について考えたことはある。たとえば、ウッディ・アレンの映画を見たって、死について考えないわけにはいかない。生きたままこの世を去れないことぐらいは、誰でも知っている。しかし、死がどれほど孤独なものかを、私は考えたことがなかった。

病院で同室になった男性はとてもいい人だった。看護師もその他のスタッフも、まるで働き蟻のごとくひっきりなしにのぞきにきてくれた。友だちも毎日のように見舞いに訪れた。おかげで、妻のヘレンは病室の入り口に回転ドアをつけて、見舞客に通行証の提示を求めなければならないほどだった。妻と娘たちは、交代で一日中、病室に詰めてくれた。それでも私は、痛みと恐怖で暗くなるばかりの谷に一人ぼっちでいた。そんな私とは違って、ふつうの服を着てふつうの食事をしているみんなは、誰一人として死の予約リストには載っていない。ところが、私の名前は載っている。

そう思うとひどくおそろしかった。今だってかなりおそろしい。

恐怖は自分に関する、とても重要ななにかを教えてくれる。自分の人生でありながら、私はその意味を自分以外のところに求めすぎていたのだ。これまでは、自分以外の人のために生きてきた。その人たちから認めてもらいたいがため、あるいは友情や肯定を得たいがためだ。誰かに好かれるような、あるいは少なくとも尊敬されるような道を歩もうと、人生の大半の時間を費やしてきた。けれども、**この孤独の谷だけは、自分一人だけで歩まなければならない。**誰かがどんなに認めてくれようが関係ない。孤独の谷をうまく通り抜けるには、自分自身をまっすぐ指してくれる内なるコンパスを働かせなければならない。そこには自分しかいないのだ。

自分自身から目をそらして別のところで意味探しをしていると、その結果、依存症に陥る。依存症の根底には、人生の意味を自分以外のさまざまなもの――ドラッグ、アルコール、お金、セックス、権力、ニコチン、思考様式、運動、儀式、食べ物など――に見つけられるという思い違いがある。ある日突然、「自分と向き合っても人生の意味は見つからないと思う。だから、別のものに依存することにした」などと言いだす人はいないが、でも、依存癖が人を捕らえて放さない理由はそこにある。

バーニー・シーゲル医師によれば、痛みはリセットボタンなのだそうだ。痛みを感じなければ、人は人生のリセットボタンをけっして押さない。依存症のことでよく聞くのは、「彼はまったく痛みを感じていませんでした」などという言葉だ。たとえ読書、ランニング、人助け、感じよく振舞うことなど〝ポジティブ〟なたぐいの依存症であっても、自分に目隠しをし、恐怖や不安を見えなくしている点では他の依存症と同じだ。痛みは感じなければならないのだ。さもなければ、自分がいかに内にある意味を探すのをあきらめてきたか、いかに自分以外のところで人生の価値を見いだそうとしているかに気づかない。

治療者としてのイエスが、ある人は救え、ある人は救えなかったのは、だからなのだと思う。その人向けにリセットボタンが押される準備のできている人と、そうでない人がいるのだ。

がんは私のリセットボタンを押した。もう誰かのために生きることはできない。身勝手な生き方をしたいと言っているのではない。自己中心的であることと、自己を中心に据えることはまったく別物だ。誰かが満足しようがしまいが、これからの私は、自分自身と自分の人生に満足しなければならない。

日を追うごとに、私は孤独の谷を自分一人で歩くことに少しずつ慣れてきている。いい兆候だと思う。生きている意味探しの答えは、自分がこうして存在することそのものにあるのだと、理解しはじめている証拠だ。私の人生の意味は内側からやってくる。生と向き合うために必要なすべて、そしてまた、死と向き合うために必要なすべては、神がすでにこの命に与えてくださったのだ。

がんだから、私は孤独の谷を自分一人で歩かなければならない。

自分の死を嘆く

自分が死んだら世界にどれほど大きな損失を与えるか、それを思うと今から悲しくなる。などと言うと、きっと、自分にはよほどの価値があるとうぬぼれているように聞こえるかもしれない。でも、そうではないのだ。私の死を長く悼んでくれるのは、ほんの一握りのまれな人びとでしかないし、そのことは重々承知している。世代を越えて記憶に残るような人間は、大統領か将軍、英雄か大悪党、作曲家か芸術家くらいなもので、しかも、その人数は多くない。時の流れとともに娘たちが去り、わが墓も風雨に朽ち果てる頃、私は、嵐の中の木の葉のように形跡もなく消えていく何十億もの遺骸に混じって、この世界には記憶の中でさえもなんの意味も持たない存在になるだろう。それが創造主の計画にちがいない。どんな肉体も同じ道をたどるのだから。

がんは人に死を考えさせる。そうではないだろうか？　たとえ、がんマフィアの送り込んだヒットマンの狙撃から今回は一命を取りとめ、傷が癒え、回復できると確信していても、私たちは死がいつか必ず訪れるものだということを痛感する。私たちの多くががんで命を落とすのは遠い将来かもしれない。だがたいていの場合は、初めて自分にその言葉が使われたとたん、もう死を思い浮かべるのだ。

死とそのプロセスに、私も人並みの恐怖を覚えている。だからといって、ただ理由もなく嘆いているわけではない。なにしろ、この脳と身体で、ある種の記憶を蓄え、固有の希望を抱き、特定の人びとと関係を築き、独特なものの見方をするのは、この私という人間しかいないのだ。自分がこの世を去れば、自分の経験が作り上げた世界もそっくり消えてしまう。蓄えた言葉と知識と人間関係が失われるばかりか、ものを読み理解するために投入した全エネルギーも、友情を育むために重ねた努力も、すべて失われるのだ。二十歳で初めてヘレンに「愛しているわ」と言われたときのあの喜びを、私以外の誰に感じることができよう？　マクファーランド家とポンド家を合わせた一族で初の大卒者になった感激を、他の誰が思い出せよう？　著名な歴史家トインビーばりに『世界の歴史』全一二巻を出版し、その同じ日にホームランで自分のチームをワールドシリーズを優勝に導くなどという夢を、この私以外の誰に描けるだろう？

こんな無駄なことをされるとは、神はどうかしているにちがいない。人間一人ひとりにこれほど個性的な肉体と魂とを創り上げながら、死とともにすべて手放されるのだ。なんとばかげた、なんと効率の悪いことか。毎回、一からやり直しとはもったいない。まあ、これだけ大盤振る舞いされるところを見ると、この世はよほど無限で、宇宙は無尽蔵なのだろう。そして神にはたっぷり時間がおありなのだろう！

神はわれわれ人間相手に試行錯誤を繰り返されているのだろうか？　最終的に満足のいく一人にたどり着くまで、次から次へと世に送り出しているのか？　満足のいくその一人を完成させたなら、それ以降の人間は皆同じようになるのだろうか？　完成された女または男が、以後、人間の原型になるのだろうか？

そんなことはない。きっと神には別の考えがおありなのだろう（ここで読者が〝神〟という言葉を使いたくないと思われたとしたら、もちろんまったくかまわない。どうかお好きな言葉に置き換えてほしい。それが自分らしさというものだ）。これは私の信仰ばかりでなく論理的な確信なのだが、神は、そうしたばかげた方法で人間になにかを伝えようとされているのだと思う。あらゆるもの――空間、時間、命――の中心にあるのは愛であり、愛は無限で計り知れないものだということを、神は私たちに示されているのだ。だから愛には節約もリサイクルも必要ない。全員に行き渡るほど十分にあるから、一人ひとりがユニークな存在として生きられる。

依存症の分野で仕事をしている人たちによれば、あらゆる依存は同じ一つの思い違いからきているという。それは、愛は有限なものであり、全員には行き渡らない、だから買いだめしなければならないという誤解だ。自分は愛にありつけないと感じたとき、その穴を埋めようとして、なにかに依存するようになる。

死とは、奇妙なことに、私たちにその誤解を気づかせるために神が選ばれた方法なのだ。**愛は無限だということ、全員に行き渡るほど十分にあるから、一人ひとりがまったく違う人生を送り、なにも残さずにこの世を去っても、愛は少しも減らない。そのことを神は死によって教えようとされている。**

がんだから、私は、自分という唯一無二の人間の死がこの世に与える損失を思い、今から悲しくなる。誰も私の代わりはできないからだ。しかし、唯一無二という言葉は愛を意味する言葉でもある。たしかに、自分という唯一無二の存在がいつか舞台から去ると思うと、とてつもなく悲しい。だが、愛の無限さにはとてつもなく大きな希望もある。

おしまいのお知らせが届く

なんということだ！　がん患者向けの雑誌のお試し講読を頼んだら、予定部数がはけたからといって、先方から無料サービスは〝おしまいになりました〟との通知がきた。太くて黒い文字。しかも封筒は黒く縁取られていた。

さっそく手紙を書いた。「〝おしまいのお知らせ〟ががん患者にとって、どんな意味を持つかご存知ないのですか？　患者向けの雑誌なのに、無神経すぎやしませんか？」。結局、返事は来なかった。その必要なしと判断したにちがいない。放っておいても、じきにおしまいになる人間だと思ったのだろう。

おしまいのお知らせなどごめんだ。生きていたいのだ。それも永遠に。なにもかも（吐き気は別として）が今のままであってほしい。

だいたい、今おしまいになったら、あんなに楽しみにしていた老人になれないではないか。年寄りならなんでもいいわけではない。私は気難しい頑固じいさんになりたいのだ（もっとも妻には、「心配いらないわよ。もうなってるじゃない」と言われている）。

年を取ると、若いときには許されなかったことでも、たいていは大目に見ていただける。そのうえ、割引サービスもいただけるのだ。

私は昔から実際の年齢より老けて見えた。早くから髪が抜け、残りは白髪になった。ぼうぼうの白いあごひげはサンタクロースそっくりで、知らない子どもにおもちゃをせがまれたりもした。四五歳のときから、すでに七五歳に見られた。だが、いいこともある。本当に年を取ったとしても、「あの人はちっとも変わらない」と言われ、年の割にはましなほうだと思われるだろう。

四七歳のある日、愛犬ワグズの缶入りフード——人間の食べ物のほうが好物なのだが——を買いにスーパーへ駆け込んだ。これが大失敗だった。その日は、お年寄りサービスデーだということをすっかり忘れていたのだ。ドッグフードの売り場へ直行し、すぐに戻ってこようとしたが、店内いたるところで価格比較大会が開かれていてままならない。

「このドッグフード、前は四九セントだったのに」と誰かが言う。

するとオートミール売り場のほうから別の声がする。「いや、そんなもんじゃない。三九セントぽっちのときだってあったんだ」

まるでオークション会場だ。「三四。二九。二五。はい、二二セントは？　二二セントはいませんか？　では二五セントで……」

私は老犬用フードを一缶つかむと、レジに駆け込んだ。どう見ても高校を出て一年もしないくらいの若いレジ係の女性が、スキャナーで値段を読み取りながら言った。

「割引で五六セントです」

「なんの割引？」と私。イケメン割引とかナイスバディ割引があるのかもしれない。

「なんの、って、今日はお年寄りサービスデーです。割引、利用されますよね？」

思わず、「いったい何歳だと思ってるんだ！」と叫びそうになったが、ぐっとこらえた。答えられても困る。

さて、こういうとき最近の私はどうしているか？　こちらに該当者かどうかたずねもしないで、勝手に割引してくる場合、黙って利用させてもらっている。老けて見られても我慢しているのだから、それくらいの埋め合わせはあってもいいだろう。それに、割引されるということは、傍目には、すでに気難しい頑固じいさんになっているからかもしれない。願ったりかなったりではないか。

以前、割引に抵抗を感じていたのは、〝おしまいのお知らせ〟みたいに思えたからだろう。相手から、「あなたは人生の終わりにまた一歩近づきました」と言われているようなものだ。でも間違いではなかった。たしかにそうなのだ。

人は誰も、健康状態にかかわりなく死に近づいている。毎日が〝おしまいのお知らせ〟なのだ。

それで考え方ががらりと変わった。毎日がおしまいのお知らせなら、ぜひ、もらいつづけたい。

これまで私は、誰かに思い出を残すために生きてきた。いつか私がおしまいになったら、みんなにはその思い出で私のいない穴を埋めてほしいと思う。それまでは、せいぜい思い出作りに精を出すとしよう。

がんだから、毎日おしまいのお知らせが届くのがうれしい。

6章　自分が医者になるとき

——責任を引き受ける——

Now that I have cancer...

医者になる

担当の外科医は、私が入院中だということを忘れた人だ！（詳しくは、41ページをお読みいただきたい。）てっきり退院したものと勘違いし、三日も病室に現れなかった。ようやく看護師が電話で居場所を突き止め呼び出す始末だった。退院許可も出さないでおいて、なぜ医師は私が帰宅したと思ったのかさっぱりわからない。たぶん、忙しくて忘れたのだろう。

だが、忙しかったのは私も同じだ。毎朝五時に五本の管をはずしてもらい、よろよろと体重計に乗り、まだ食事を開始できないと知ってがっかりするのに忙しかった。病院が用意した核廃棄物入りのピリ辛グレープフルーツジュースを飲むのにも忙しかった。おまけに、あのソラマメ型の小さなステンレス容器にもどすのにも、主治医が診に来てくれるのをじっと待つのにも忙しかった。

体重測定の直後、会ったこともない腫瘍科の、瀉血《しゃけつ》だか吸血だかをするという専門医がやってきて、「やはり〝そう〟でしたね」と言った。「〝そう〟って？」「もちろん〝がん〟ですよ。国立がん研究所に電話して、アジュバント療法が可能かどうかたずねてみましょう。たぶんだめだと思いますが」「〝アジュバント〟ってなんですか？」「一、二年の間に再発する確率が七〇％あるんです」「がん？　アジュバント？　いったいどうしたらいいんですか？」だが、医師はすでに去ったあとだった。

外科医は私のことを忘れ、腫瘍科医は打つ手がないので、一、二年の命だと言う。

私は別の病院の別の腫瘍科医を訪ねた。友だちから薦められた医師だった。

「治療法はあります。一二カ月間の化学療法です。〝犬のように〟気分が悪くなりますがね」（この医師もある種の医療用語がお好きらしかった。〝犬のように〟吐くとか、〝馬並みに〟丈夫とか。）「もしやるなら、今日からはじめなければなりません。待合室で奥さんと相談してきてください」

手術の痛みで前かがみになり、妻の手を握りながら、待合室のソファーに腰を下ろすと、三〇人ほどの患者たちでいっぱいだった。みんな具合が悪そうだが、それでいて同情のまなざしを送ってくる。自分には選ぶ余地も迷っている暇もないことはわかっていた。ヘレンがぎゅっと手を握りしめて言った。

「やるだけの価値のあることですもの、私ならやると思うわ。もしこれが私のからだのことだったらね」

「私のからだだったら？」でも、これは〝私の〟からだではない！　私はその中に住んでいるだけだ。このからだの面倒を見て治すのは医者の仕事、ではないのか？　ところがその医者が私のことを忘れ、さじを投げ、ゆっくり考えて今すぐに答えを出せと言う。

そうか、これは〝私の〟からだなのか！　面倒を見るのは〝私の〟仕事であり、〝私が〟医者なのだ！

手術を担当した外科医は、すばらしいナイフの使い手だった。二人目の腫瘍科医は、すぐれた研究者であり、診断医であり、化学療法推進者でもあった。でも、私が医者なのだ。自分のからだと自分の命に最終的に責任を持つ、ただ一人の人間なのだ。

これは医学研究者の間で知られていることだが、患者は、診断が下されたあと、つまり例のニュースというかあの言葉を聞かされた瞬間から、急激に症状が悪化する。だから医師は患者に診断結果を告げる際に、回復の可能性をくじくのではなく、かき立てるような言い方をすることが肝心なのだ。

あの朝、かたわらに愛する家族の誰一人としていないまま、見知らぬ人の口からがんだと聞かされ、生き延びるチャンスはせいぜい三〇パーセントだと言われてから、少なくとも二週間は、自分は死ぬしかないのだとあきらめの境地だった。すると、私を愛する人たちの多くが、言葉数は少なかったが、こんなことを言いはじめた。「診断を下すのは自分でしょう。他人になにか言われようと、そのとおりに生きる必要はないし、そのとおりに死ぬ必要もない。自分の命の責任を負うのは自分。あなたならきっと医者になれるはずだ」と。

私は、白衣を着て首に聴診器をぶら下げた人には、「先生にすべてお任せします」と言うタイプの人間だった。誰でもそうではないだろうか？　自動車整備工に「ウォーターポンプの交換が必要です」と言われれば、「プロのあなたにお任せします」と答え、配管工に「蛇口を取り替えないと」と言われれば、「プロのあなたにお任せします」と答える。その言葉は私たちの文化の一部になっている。なにかあると、その道の〝ドクター〟である専門家にお任せなのだ。

けれども、**自分のこととなると、私自身が〝ドクター〟である。この私が、自分を専門とし、決断を下さなければならない唯一の人間なのだ。**腫瘍科医も放射線科医も看護師も薬剤師も、私には必要な人たちだ。ただし、彼らは〝私の〟アシスタントであって、その反対ではない。もしかすると、あの主治医が私のためにできた一番いいことは、私が入院しているのを忘れたことだったのかもしれない。

がんだから、私が医者になる！

人生を切りひらく

物事の意味をどう解釈するかを決めるのは、自分自身でしかない。人生のあらゆる出来事は受け取り方によって不運にもなれば、幸運にもなる。自分以外のところに客観的な判断基準を持てないのだから、なにごとも自分の見方次第でよくも悪くもなる。

たとえば、何人《なんぴと》も何物《なにもの》も私を怒らせることはできない。誰かが、私にとって気に食わないことや不当に思えることをしたとしても、怒るかどうかを決めるのは私だ。会社の上司にクビを言い渡され、夫に家を出て行かれ、子どもに期待を裏切られた人がいるとしても、自分の人生をどう生きるかを決めるのは本人であって、上司でも夫でも子どもでもない。

無論これは、今さら確認するまでもない真実だ。それなのに、これまでの私は本当には理解していなかった。

精神科医ビクトール・フランクルは、第二次世界大戦中、ナチの強制収容所に送られ、妻をそこで亡くしている。そのときの経験から、フランクルは、誰にも奪えないたった一つの自由があることを知った。それは、自分を取り巻く環境にどう反応すべきかを決める自由だという。フランクル風に言えば、がんは私にとって死の収容所体験なのだ。

そう思うと、旧約聖書のヨブの物語を考え直してみたくなる。ヨブは善良な非の打ちどころのない男だった。そのヨブにありとあらゆる災いが降りかかった。ヨブがサタンに忠実かどうかを、神が証明しようとしたためだ。ヨブの友人たちは、「こんな目に遭うのは、おまえに非があるからにちがいない」と言いつづけた。そのたびにヨブは潔白を訴え、神に向かって「なにゆえ、私なのですか？　どんな罪を犯したというのですか？」と説明を求めた。しかし答えは返ってこなかった。実質的に神が言われたのは、「答えたところで、おまえは理解しないだろう。いずれにせよ、私は説明するつもりはない」ということだけだった。結局、なにも答えてもらえなかったヨブは、妻の助言どおり「神を呪って死ぬ」こともできただろう。実際、そうしてもおかしくないほどの仕打ちを受けていた。しかしヨブは信仰を守った。財産と家族を失おうと、友人たちから罪を糾弾されようと、傲慢なほどの神の沈黙に遭おうと、ヨブは災いにどう臨むかを自分で決めたのだった。自分で生き方を選んだのだ。

がんの場合も、自分がどう臨むかによって結果はまるで違ってくる。**私の生死を決めるのは、自分がなにを信じ、なにを想像し、どんな態度を取るか、なのだ。**肉体的な意味でもそれは正しいだろう。「よい木はよい実を結び、悪い木は悪い実を結ぶ」と言うではないか（※20）。健全な生き方は健全な肉体をつくる。けれども、これはからだだけの話ではない。精神も重要なのだ。実際に決断を下し、自分の人生を決めるのは、この精神なのだから。

がんは、私に、人生のどの部分に修正が必要かを教えてくれた。たとえば、守りの姿勢だ。会話でも会議でも買い物でも、私はまず身構えてしまう。相手に非難されやしないかと心配になる。誰かに文句をつけられたりしたら、そのときはどう反論しようか、などとくよくよ思い悩む。このように最悪のシナリオを思い浮かべて怯えることは、恐怖化と呼ばれる。もちろん、すくみ上がるほどこっぴどい非難を浴びることはめったにない。それに、たとえ誰かに落ち度を指摘されるとしても、たいていは自分がおそれていたこととは違っていたりする。だから、私がどれほどネガティブで自己防衛的な人間かを知る人は、ほとんどいない。

覚えている限り、私はずっと防衛的に生きてきた。でも、人生の一部として受け入れ、それに慣れてしまった。ところが突如として、「あと一、二年しかない人生を守りに費やしたいのか？」と自問するはめになった。答えは「ノー」だ。そんなことをしたって意味もないし、病気がよくなりもしない。自分に非があるなら、責めを受けもしよう。心の使い方は自分で決めるし、自分の人生は自分で切りひらくのだ。

長期生存者の特徴の一つとして、自分がいいと思う健康法をつづける、というのがある。回復にいたる道は一本道ではないし、手っ取り早い方法があるわけでもない。よくなること、自己の全体性を取り戻すことは、小さな決断の積み重ねからくる。**たとえ小さな決断でも、集まれば一つの大きな決断に、自分の人生を切りひらく選択になるのだ。**その選択をしたとき、その人はすでに癒されている。たとえからだは気づいていなくても。

がんだから、私は自分で人生を切りひらく。

※20　『新約聖書』「マタイによる福音書」第7章17節より。

なぜこうなったかわからない

自分でも知らないうちに死を願っているのだろうか? だから、今でもこの現状から目をそらし、以前のような分裂した生き方に戻ろうとしているのだろうか? がんは喪失体験に対する反応だと、よく言われている。特に、過去一、二年の間に喪失を経験した場合になりやすいとされる。しかし、私には大きな喪失に見舞われた覚えがない。たしかに、体力は少しばかり失われたかもしれない。それと野心の消失もあった。頭髪はと言えば、なくしたのはとっくの昔だ。第一、本に書かれている喪失はそういうたぐいのものではない。愛する人や、仕事や、生きがいの喪失を意味する。

私は何年も健全なライフスタイルを守ってきた。健康的な食事を取り、愛し愛され、意味のある仕事をし、からだをたっぷり動かしてきた。それなのに、がんは、なぜわざわざ今年を選んで侵攻を開始したのだろう?

もちろん、このがんは、過去のライフスタイルとはまったく無関係だと言うこともできる。単なる偶然、あるいは運命だと。

数年前、一八歳と一九歳になる甥っ子が、自動車事故で同時に命を落とした。友だち二人も一緒だった。通夜の晩、亡くなった友だちの弟が、家の車を持ち出して暴走した挙句、横転させて脚にけがを負った。

「なぜそんなばかなことを?」と私は言った。「きみの兄さんは亡くなったばかりなんだよ。ご両親にとって残された子どもはきみだけだ。少しは考えたらどうかね。親の身にもなってみなさい」

すると少年を首をすくめた。「自分じゃ、どうしようもないよ。死ぬときは死ぬんだから」

どうしようもない、か。猛スピードでの走行、カーブでの無理なハンドルさばき、シートベルトの未着用、赤信号無視――どれもこれも、生死を左右するような問題ではなかったと言うのか!

なるほど興味深い考え方だ。この人生は私にはどうしようもないのか。私は、外部の力――受動喫煙のタバコであれ、自分で買ったアプリコットについている農薬であれ、植木屋が隣の芝生に散布する除草剤であれ――にただ身をゆだねるしかない存在なのか。自分ではどうしようもないなら、私は悪くないということになる。

私たちは無過失責任の時代に生きている。無過失離婚、無過失自動車保険、なんでも無過失。罪を問うのはたいへんなので、罪など存在しないことに法で定めた。その結果、罪は別名で裏口から入ってくるようになった。私のがんも無過失がんだといい。

問題は、**自分の行動にがんの原因を見つけられなければ、そのプロセスを逆にたどってがんを治すこともできない点だ。**私に過失がないなら、自分で解決することもできない。

たしかに、外部の力が引き起こしたことなら、化学療法剤や放射線という外部の力を使って治せばいいとも言えよう。自分はたまたま両者の間に立っているだけだと考えればいい。

その論理が成立しないわけではない。外部の力が私にがんをもたらす手助けをしたことは、少しも疑ってないし、化学療法という外部の力にもたいへんに感謝している。けれども、私にはそれで一件落着にできないのだ。

少なくとも、自分の食生活や思考が発病にどうかかわったのかを知りたい。さもなければ、よくなるために食生活や思考を変えることはできない。私は回復のプロセスに参加したい。二つの軍隊に戦場を提供するだけで、黙って見ているのはいやだ。私だって指揮官の一人なのだから。

なぜ私はこの病気になったのだろう？　しかもなぜ今なのか？　まだよくわからない。だが、疑問に思い、努力するチャンスを与えてくださった神には感謝している。

払うべきものは払う

この人生の代償を払う。

友人が母親を亡くした。一人暮らしになった父親を老人ホームに入れようとしたが、本人がうんと言わない。自宅で暮らすといって聞かないのだ。そこで友人は、毎週末、父親のところへ通って、買い物や洗濯を済ませたり、薬を取ってきてやったりした。

一〇年後、いよいよ死期の近づいた父親が言った。「おまえは、わしに一人暮らしは無理だと思っていたが、ほら、ちゃんとできたじゃないか」

首を横に振りながら、友人は私に語った。「父はちゃんと一人暮らしができたつもりだったけど、一〇年間も週末を棒に振ったのはぼくなんだよ。父のライフスタイルのために、高い代償を払ったものだよ」

あなたのために支払ってくれるのは誰だろう？

支払いとは、なんと皮肉なものか。一人ひとりが自分で人生の代償を払うようになればなるほど、私たちは互いに引き寄せられる。一人ひとりが独立するほど、苦労に満ちた人生の旅路を並んで歩くようになる。

今の私は、かつてないほど人との距離が縮まったのを感じている。けれども、かつてないほど一人ぼっちでもある。

特に病院にいるときにそう思う。妻、娘たち、友人、看護師――みんなできる限りのことをしてくれるが、私の代わりに〝大〟をすることも、立ち上がって〝小〟をしに行くこともできない。付き添って廊下を歩くことはできても、このよろよろ歩きは私固有のものだ。薬臭いグレープフルーツジュースを代わりに飲んでもらうわけにもいかない。みんなが私のように飲まなければならない立場にいなくてよかった。それにしても、なんと奇妙で孤独な旅だろう。しかも一人きりで進まなければならないのだ。

人生の代償を自分で払わない限り、生きているという実感を味わうことはできない。孤独の谷を歩くことが代償を払うことだ。自分の人生、健康、完全性（心とからだと魂の統一された存在であること）への責任は、自分で引き受けなければならない。たとえ病に関しては、医師や看護師と同程度にしか、よくすることができないとしてもだ。

とはいっても、私に人のことなど語れない。「〝あなた〟の人生に責任を負いなさい」と指図するわけにはいかないのだ。言えるのは、「〝私〟の人生に責任を負う」ということだけ。私は私の旅に足跡を残そう。私にあなたの旅を歩むことはできないし、あなたにも私の旅を歩むことはできない。

ただし、この孤独にはまた別の感覚もある。一体感だ。

結局は一人で歩かなければならないのに、私たちの中にこれほどの一体感があるのはなぜだろう？　人生の代償を自分で払っている今ほど、なぜか私たちは結束したと感じている。理由はわからないが、この一体感はたしかなものだ。

あなたの人生、あなたのライフスタイルの代償を払うのは誰だろう？　よく私たちは、家族や友だち、あるいは隣人に向かって、「私の分も払ってください。持ち合わせがなくて払えないんです。お願い、代わりに払っておいて」などと言う。人に払わせる方法ならいくらでも知っている。けれども、**一人ひとりが「自分の分は自分で払います。責任を取ります」と言えば、お互いを解放し、愛し合えるようになるのだ。**

私たちは一人で歩きながら、それと同時に、ともに歩いてもいる。一人であり、一緒でもある私たちは、自由と愛に励まされながら歩んでいる。

がんだから、私は自分の人生の代償を支払わなければならない。

7章　感謝するとき

——恵みを数える——

Now that I have cancer...

悪い日は一日もない

吐き気の止まらない日もあれば、恐怖に怯える日もある。へとへとの日もあれば、苦しい日もある。長い日、短い日。沈黙の日、一人きりの日。口内炎の日、手の腫れる日。毛の抜ける日、下痢の日。雨の日、晴れの日。寒い日、暖かい日。だが、悪い日は一日もない。

がんになってからの一日は、がんになる前の一カ月にも等しい。がんにはどうしたって注目しないわけにはいかない。この病気が見つかってからの最初の一カ月のほうが、それ以前の五三年間よりもたくさん生きたような気さえする。まえの五三年間が不幸だったのではない。とてつもなく大きな出来事もいくつかあった。結婚し、父親となり、子育てを手伝った。生涯の友もできた。意義のある仕事もした。それでも、あの頃の年月はぼんやりと過ぎていった。

妻の父、アール・〝タンク〟・カーは、四〇歳を越えると、ものすごい速さで時間が過ぎるとよく言っていた。気がつくと年を取っていて、今までいったいなにをしてきたのかと思うそうだ。

がんになってからの一分一秒は強烈だ。おのずと意識が釘付けになる。

たとえるなら、キツネを前にしたウサギのようなものだ。恐怖で釘付けになる視線、逃げ出したくてきゅっと縮む筋肉。

けれども、恋するまなざしに変わるときもある。人生の美しさに惚れ惚れとし、つい大げさな表現をしたくなる。「わが愛するものよ。見よ、あなたは美しい。あなたの目は、顔おおいのうしろにあって、はとのようだ。あなたの髪は、ギレアデの山を下るやぎの群れのようだ。（中略）あなたのほおは、顔おおいのうしろにあって、ざくろの片われのようだ」（『旧約聖書』「雅歌」第4章1〜3節）（※21）。現代では、恋愛にこんな歌を持ち出したら、相手が女性だろうと男性だろうと、頭がおかしくなったと思われるだろう。だがソロモンは知っていた。言葉にならないほど強烈でも、つい表現せずにいられない感情がある。たとえ意味をなさない言葉を選んででも、自分がどれほど深く感じ入っているかを明らかにしたくなる、そんなときがあるのだ。たしかに、意味をなすような言葉では、上っ面をなでているばかりで、深く掘り下げられないだろう。

がんは、そういうたぐいの感情を人生に対して抱かせる。だからこそ、人生の意味を多くの言葉で語れなくなる。私が「悪い日はない」と言っても、がんではない人にはとうてい通じない。唇が腫れ上がり、目がただれ、おしりが痛くて座れない私の様子を、相手はまじまじと見つめ、言葉にこそ出さないが、「十分、悪そうに見えるけど」という顔をするのだ。

もちろん、よくないことはよくないのだが、それでもこの時間は〝私のもの〟だ。一秒一秒が充実していて、ひとときたりとも、ぼんやり過ぎていくことがない。**どの瞬間も、恐怖か吐き気か痛みでふさがれているが、ともかく目いっぱい生きているのだ！**　だから、悪い瞬間でも悪い日でもない。

ある男が、妻の愛猫がいなくなり、発見に一万ドルの懸賞金をかけた。男がその猫をひどく嫌っていたのを知っていた友人たちは、仰天した。

「あんなに嫌いな猫に、なぜそんな大金を出すんだ？」と友人たちはたずねた。

「ああ」と男はウィンクしながら答えた。「事情がわかっていれば、派手につぎ込めるのさ」

実はこの男、すでに自分で猫を溺死させ、土に埋めていたのだ！

事情がわかっているから、一瞬一瞬に派手につぎ込み、目いっぱいの生き方ができる。持てるすべてをその一点に注ぎ込むことができる。それしかないとわかっているからだ。私には事情がわかっている。弱いのはがんであって、強いのは自分なのだ。**来るべきものに備えて出し惜しみする必要などない。来るべきものはもうすでに来ているのだ。**そこには今日という私の一日があるのみだ。


がんだから、私に悪い日など一日もない。

※21 「雅歌」は別名「ソロモンの歌」。

わが身の悲惨なありさまを喜ぶ

悲惨なありさま〝にもかかわらず〟ではない。悲惨なありさま〝を〟喜んでいるのだ。

こうなったからこそ、たくさんの旧知の友人が連絡をくれ、たくさんの新しい友人もできた。おかげで自分のことや人生で大切なこともいろいろ学べた。それに、健康だった五〇数年間よりも、がんになってからの数カ月のほうが充実した生き方をしている。こうなったからこそ、以前は夢にも思わなかった形で自分が愛とつながっていることを感じている。

私は、痛みやさまざまな副作用に、日常生活の中断に、以前にはなかった種々の制約に感謝している。どれもこれも、私に人生の歌を聞かせてくれる。人生がどんなにかけがえのないものかを思い出させてくれる。

不幸に感謝するという、この不思議で逆説的な感情を詩にしてみた。題して「痛み」。

招かざる友よ、ついにときがきたなら
死ぬのはおまえも一緒だ。一人ではない。
ともに生きてきたわれらではないか。
だからこのかたわらで最後の一歩を

ともに踏み出すのはおまえしかいない。
その一歩は誰もが
一人で踏み出すと言われてはいるが。
私が旅立つその日まで
おまえはここにとどまる。
だが、私が旅立つその日には
おまえも去らなければならない。
おまえがここにいる限り
私はここにいられる。
だから、強引な魔法などに
おまえを連れ去ってほしくはない。
おまえがいなくなるその日が
私もいなくなる日なのだ。
おまえの強さが増すほど
私の弱さは強まる。
(弱さが強まるとはおかしな言い草)
ただ手を携えて穴を繕おうではないか。
ここにいたいのなら、いればいい。

そんなおまえであっても、
いなければきっと寂しくなるだろう。

痛みにロマンティックな感情を抱いているわけではない。ときには、痛くて痛くてたまらないこともある。痛みに飲み込まれると、他のことはなにも、特に喜ぶなどということはできなくなる。けれども、痛みだって永遠のものではない。だから白状すれば、いなくなると寂しくなると思う。

痛みは自分が生きているという証なのだ。

数年間の兵役を終えて故郷に帰ってきた若者がいた。自分のいない間、近所の人たちはどうしていたのか、生死が気になった。

「で、ブラウンのじいさんは今も生きている《アライブ》のかい？」と若者がたずねると、

「いや。まだまだだな」と答えが返ってきた。

肉体のほうがきちんと機能しているからといって、生き生き《アライブ》しているとは限らない。人生は誕生から死までではなく、墓から墓までなのだ。最初のは子宮という墓、次のはこの世で過ごした時間の終了を記す墓。これらの墓を越えたところに、生または死の可能性がある。

痛みを感じられるようになるまでは、本当に生きているとはいえない。マクファーランドのおやじは、まだ元気かって？　私なら、がんになった今、生き生きしている。

がんだから、私はわが身の悲惨なありさまを喜ぶ。

めがねをかける

実を言うと〝プラスチック製〟の安物なのだが、もちろん、いつでもかけている。少なくとも読書には欠かせない。他のものを見るときは、裸眼でも不自由しないのに、文字だけはだめだ。めがねがないと、本をかなり近くに寄せなければならない。下の娘からいつも〝いちごそっくり〟と言われてきたこの鼻の先にくっつけても、ぼやっと見える程度だ。文字が、だ。自分の鼻ではなくて。新聞を読む際も、さんざんガサガサいわせながら、部屋の中央に届くかというくらい離してみる。いや、八五センチのシャツの袖丈いっぱいに伸ばしてみる。だめだ。白と黒なのはわかるが、〝隅から隅まで読む〟ことなどできない（※22）。

そこで、おしゃれなグレーの遠近両用めがねを、このいちごの上へとすべらせ、端っこを両の耳にかければ、「そら、きた！」というか、「ついにやった！」というか、ともかく「ハレルヤ」を意味するあらゆる言葉が口をついて出る。見えるのだ！　言葉が！　そこにあるのは、もはやインクのしみなどではなく、れっきとした言葉だ。

誰にでもこういう奇跡の瞬間はあるはずだ。重苦しく垂れ込めるもやの前に、薄っぺらなプラスチック片をすべり込ませただけで、たちまち私は世界とつながる。預言者モーセ、イエス・キリスト、哲学者ルソー、文豪シェークスピア、大統領トマス・ジェファーソン、小説家エドナ・ファーバー、ユーモア作家デイブ・バリーの世界と。
がんもそれに似ているのではないか。目の前にすべり込ませた一枚のレンズ、たったそれだけで、さっと視界が開ける。見えてくるのは、初めての不思議な世界だ。初めてだからこわいが、そのまったくの新しさには、どこか明快で、目を釘付けにするものがある。

SF作家レイ・ブラッドベリは、小説『火星年代記』（小笠原豊樹訳、早川書房）の舞台にミズーリ州インディペンデンスを選んだ。その昔、西部へ向かう幌馬車隊の出発地点だった場所だ。未来を描いたこの小説の中では、宇宙へ移住する人たちの出発地になっている。そこへ一人の若い女性が、火星行に旅立った婚約者を追いかけてやってくる。見たこともない異郷の惑星で、一生、婚約者と暮らしていくために、次の宇宙船に乗り込もうというのだ。

女性は恐怖におののいている。はたして自分は火星への旅に耐えられるだろうか。宇宙電話で婚約者を呼び出して、不安と疑念をぶちまけてみる。ところが、相手の言葉は雑音でかき消されてほとんど聞こえない。宇宙電話は完璧ではないのだ。だから、会話をやりとりすることができない。女性がしゃべり、婚約者がしゃべり、それで終わりだった。

婚約者がなんと言ったのかはほとんど理解できない。だが、途切れ途切れの音声と雑音の中でたった一つ聞き取れる言葉がある。それは婚約者の口から出た〝愛〟という言葉だ。それだけを頼りに、翌日、女性は新しい人生に向かって宇宙へと飛び立つのだった。

〝レバミゾール〟〝5—FU〟〝メタスタティック〟〝予後栄養指数〟といった耳慣れない単語の洪水の中に、それでも聞き逃さない言葉が一つある。ずっとそこにあったのに、たぶん、今までめがねが合わずにわからなかったのだろう。愛というレンズを与えてくれるとすれば、がんはすばらしい贈り物にちがいない。
目の前には、まったく新しい世界が開けてくる。火星での暮らしを想像するくらい不安だらけだとしても、愛という言葉が見える限り、一歩ずつ進んでいける。

がんだから、私はめがねをかける。

※22　新聞のなぞなぞ「白くて黒くて隅々まで読まれるもの、なんだ？」からきている。

がんに感謝している

いつのまにか、そう思うようになっていた。雷や稲妻のごとく派手にとどろいたり、ひらめいたりしたのではない。静かににじわりと気づいた。ちょうど、手術後の回復のためにつづけていた散歩で、いつもより半ブロック先までのんびりと足を伸ばしてみたときのことだ。四月の朝の厳しい寒さが残ってはいたが、春らしいすみれ色の陽光が、固いつぼみをつけた木々の枝越しに低く斜めに差し込み、まるでこちらに目配せしているようだった。そのうち、私は歩くのがつらくなってきて、なかなか足を前に出せなくなった。これでは家に帰れないのではないか、車で送ってくれそうな知り合いが近くに住んでいないかと思いはじめた。およそ感謝したくなるような心境ではなかった。

ところがそんなときに、ことは起こった。私は、自分自身に語りかけ、歩きつづけるように励ましはじめたのだ。やがて祈り、神に語りかけるようにもなった。三ブロック先のわが家へ戻れる分の力と勇気でいいから、今すぐに与えてほしいと願った。すると自分の声がしてきた。まるで、別の人間がしゃべっているようだ。「私はがんに感謝している」

たぶん、それを言ったのは〝別の人間だった〟のだと思う。

人生ではままあることだが、人は不都合な環境でも慣れてしまう。たとえば、アメフトの年間チケットを申し込んだら、スタジアムのコーナー席が割り当てられたとしよう。フィールドの一部がどうしても死角になるのだが、やがて慣れてしまう。見えない部分があっても気にならず、次の年に席の変更を希望しなかったりする。

あるいは、飛蚊症（※23）を思い浮かべてみるといい。視界はぼやけているのに、普段は気づかない。たしかに点々は存在するのだが、実のところ、あまり気にしたくない。気にしだすと、余計にわずらわしくなる。

人は、仕事をしたり遊んだりには忙しいが、あまりなにかに注目するということがない。ところが、がんにはいやでも注目しないわけにいかない。死のおそれがついてまわるからだ。本人がなにか手を打たない限り、がんはその人を死に至らしめることもできる。なにも手を打たないでおいて、しかも生きつづける、という選択肢はない。だから選ばなければならない。がんと向き合って闘うのか、それとも、ただ死を待つのか。もし私が反撃に出たなら、この肉体でもう少しこの世にとどまるチャンスはある。たとえ保証はないにしても。

いずれにせよ、事実とは向き合わなければならない。〝本当に〟私の時間は限られているのだ。では、その限りある日々をどう過ごすか？

人が相手の心を射止めようとするとき、「熱い視線を送る」などと言うが、なかなかいい言葉だ。誰かに恋心を抱くと、その人は相手に熱い視線を送り、同じように熱い視線を送り返してもらおうとする。問題は、うまくお目当てを射止めてしまうと、視線を送るのをやめてしまうことだ。

以前、私の知り合いに、家の両端に分かれて暮らしている夫婦がいた。二人は、別々の車で別々の映画を観にいっていた。いがみ合っているのではなさそうだったが、お互い相手に熱い視線を送らなくなっていた。ある日私は、なぜ結婚したのかと女性のほうにたずねた。夫婦なのに互いにほとんど関心がないように見えたからだ。

「実はね」と彼女は言った。「しつこく迫られていたんです。あの人から逃れるには、一緒になるしかなかったの」

人は人生に対してもいとも簡単に同じことをしてしまう。生きていながら人生と向き合わない。一緒になったら、あとは別行動だ。別々の部屋に暮らし、そっぽを向いている。

だががんは、人生をもう一度見つめなおすように私たちに仕向けてくる。今まで見えなかったフィールドの一角に気づくように促す。慣れっこになり放置してきた自分自身のいやな部分に、目を向けるきっかけを与えてくれる。**これは、人生を整え直すチャンスなのだ。**

もう聞き飽きたと言われるかもしれないが、それでも言わせてもらおう。**私は、がんになってからの数カ月のほうが、それ以前の数十年と比べて、よほど多く生きた気がするのだ。**人生にもっと目を向けるようになり、意識が高まり、一瞬一瞬を味わっている。人生に熱い視線を送っているから、そのおかげで価値あるものとないものを見分けられるようになった。

がんだから、私は感謝している。

※23　飛蚊症（ひぶんしょう）＝視野につねに蚊のようなものが飛んで見える眼病。

私は弱い

そして、**その弱さを大切にしたい。新しい自分を維持したいのだ。**

とはいえ、時間とともに退化することもありうる。私は、時間という砂の上にくっきり鮮やかな足跡など付けられずに、できるだけ大またで後ずさりして、結局グズグズの模様を残すことになるかもしれない。人とあいさつを交わすときには、ぎゅっと抱きしめずに、握手で済ませる人間に戻るかもしれない。涙はこぼさず、こらえるようになるかもしれない。素直になれずに、また〝強い人間〟になりたがるかもしれない。

本当は後戻りなどしたくはない。泣き顔も見せずにやせ我慢するのは、もういやなのだ。でも、ありえないことではない。化学療法が終わり、カードも手紙も来なくなり、五年間の定期検査をクリアし、色つきの食べ物をまた受け付けるようになる頃、元の〝強い〟自分に戻ってしまったらどうしようか？

〝強い〟のは悪いことではない。でも、それがすべてでもない。私は新しい自分が気に入っている。今の私は、近所の小さな女の子が派手なピンクの自転車に乗っているのを見るだけでも涙ぐむ。子どもが元気に動き回る姿は実に美しい。

それに、グレーの背広を着た大の男どもを、ぎゅっと抱きしめて驚かす自分も好きだ。ピンストライプのスーツ姿の男二人が抱き合いながら、手にしたブリーフケースのやり場に困る様子は、すばらしい見ものだ。これ以上、効果的な笑いのセラピーはない。

木々に向かって、「よく頑張っているね。とても美しいよ」と語りかける自分も、なかなかだと思う。祈りの歌を歌い、ばかばかしさを笑い飛ばし、常に希望を持っている自分もいい。自分がそうしていることすら気づきもせずにいるのは、それだけなじんでいるからだ。

朝目覚めると、すべきことがたくさんあって、それを億劫に感じずにうれしいと思う自分も好きだ。生きていることを思い出させてくれる痛みを、友だちのように歓迎する自分も気に入っている。机の上がごちゃごちゃでも気にせず、重要なものとそうでないものの区別はしっかりついている自分もお気に入りだ。

カレンダーやスケジュール帳、リストや計画書よりも、心の声を頼りにする自分もいいと思う。かつての私には、いつも、冷静で物静かで、揺るぎない強い勇気があった。今は、温かくて感情的で、ふわふわした弱い勇気も持ち合わせている。

だから祈ろう。「健やかなるときも、病めるときも、新しい自分へと成長できますように。どうか、新しい自分にふさわしい人間でいさせてください。そして、古い自分にも感謝できますように。かつての自分もかけがえのない贈り物だとはわかっているのです。だが、弱いままの自分でいさせてほしいのです。どうか、私のすべての部分が完全な自分をめざして成長できますように」

がんだから、私は弱く、おののき、満足している。

自分のことにかまけていてもいい

世の中には、自分のことにしかかまけない人もいるようだ。そういう人の人生には、東西南北どの方角にも自分しかいない。それで思い出すのが、こういう祈りを捧げた男のことだ。「私と妻と息子のジョンとその嫁に神のご加護を。私たち四人だけで結構ですから、なにとぞよろしく。アーメン」

私たちのようにがんになる人の多くは、そういうふうには生きられない。あくまでもいい人なのだ。しかも働き者ときている。物事をやり遂げないと後ろめたくなる。うまくいかないことがあれば自分を責める。世の中をよりよくしようという責任感であふれている。責任を果たせない場合は恥ずかしくもなる。私たちのような人間にとっては、自分自身にちょっとでも意識を向けることは、わがまま以外のなにものでもない。

そのうえ、私たちは実に忙しい。仕事もあるし、家庭もある。友だちづきあいや、さまざまな組織とのしがらみもある。車に乗れば交通渋滞に巻き込まれ、電話の相手はいつも留守で出ない。スーパーのレジの列には必ず割り込まれる。社会全体がグルになって邪魔をするのだ。私たちには自分のことにかまけている時間などまったくない！　車はオイル交換の時期をとうに過ぎ、トイレは故障つづきで手を煩わせ、子どもたちは脚にまとわりついてくる。ようやく空き時間ができても、読めない本の山を恨めしそうに眺めるだけ。このまえ祈りや瞑想に浸ったのはいつだったろう。次回など一向にめぐってきそうにない。

そうやって私たちは、人間ではなく機械になった。血の通った人ではなくロボットに、恋人ではなく項目に、自分ではなくスケジュール帳になった。

ところが今、森の中に空き地ができている。無残に焼けつくされて、切り株だけになっているが、そこだけぽっかり開けている。おかげで視界が広がり、空も見える。

今では、イメージトレーニングも、祈りも、読書も、うたた寝もし放題だ。ただ座って、見つめて、瞑想にふけっていてもかまわない。それどころか、存在しているだけでも十分なのだ。

人が亡くなると、こんな言葉がささやかれる。「で、あいつはどれくらい遺したんだって？」「たぶん、五〇万くらいかな」と別の声が答える。いったいなにが五〇万なのか？　抱擁？　祈り？　愛？　親切？　夕日？　鳥の歌？　散歩？　友だちとの食事？　「まさか！　五〇万〝ドル〟に決まってるでしょう！」人が遺していく価値とは本当にそれだけなのか？　お金だけ？　もしそうだとしたら、五ドルも、五兆ドルも変わらない。私たちがふだん、お金というものさしでしか価値を計ろうとしない出来事や活動にも、同じことが言える。彼女が副社長になったって？　だからなに？　彼はスターだったたって？　そりゃすごい。勤続四〇周年の記念バッジだって？　ご苦労様なことで！

大切なのは、自分がなにを〝する〟人間かではなくて、〝どういう〟人間かだ。そこで自分自身というものが問題になってくる。私の人生が意味を持つのは、私が誰かに受け入れてもらえそうだったり、愛してもらえそうだったりするからではない。実際に受け入れられ、愛されているからだ。私は生命の営みの一部であり、神の子なのだ。私は私として〝ある〟！　現世だろうと来世だろうと、私は〝私〟という人間だ。平均的データなどではなく、三〇年間働き、結婚は一度で、二人の子の父親となり、多少の金を稼ぎ、いくらかテレビを見てきた人間なのだ。

そしてがんになった今は、生きているだけで十分という人間だ。どうやら、自分自身からも世間からもお許しが出たらしく、病を治すために、この自分というものだけにかまけていられるようになった。こうしていると、やがて単に治るだけでなく、完全な自分らしい自分になれるかもしれない。

がんだから、私は自分にかまけていられる。

同じ空間で生きている

私は、がんセンターの待合室という共有空間に座っている。周りにいるのは、これまで一度も会ったことのない、そしてこの先二度と会うこともなさそうな人たちだ。だが、みんなの表情を見ているとわかる。私たちは永遠に同じ世界を共有しつづけるだろう。

まるで誰もいないかのように、ぼんやりと宙を見つめているだけの人がいる。その一方で、私のほうに視線を返してくる人もいる。だが、そういう人もきっと自分の内なる宙を見つめているのだろう。なぜか、私には、そこにいる人たちがどちらのタイプかを見分けることができる。

一人の年配の女性が部屋に準備してあるドーナツを食べている。椅子の横に置かれた大きなビニール袋は、使い古しのうえ安物らしくボロボロだ。中には花がいっぱい入っている。髪はヘアクリップでまとめてあるが、少し飛び出しているほつれ毛が白い――それは記憶の色だ。窮屈な古びた緑色のパンツスーツは、二〇年ほど時代遅れの代物。顔は底知れない悲しみのせいでたるみ、一方の目は白く濁っている。大きなごつい手のせいで、ドーナツがやけに小さく見える。それは、果たすべき仕事を果たしてきた手だ。だからこそ美しい。

ドーナツはこの日一番の楽しみなのだろう。ついばむように食べているのは、長く持たせたいかからだ。ほんの少しかじっては、噛まずに、舌の上でじっくり溶けていく喜びを味わう。ひと口ひと口が、思い出であると同時に希望でもある。

女性の向かい側に座っていた背の高いハンサムな男性が、立ち上がり、ドーナツの置いてあるテーブルにぶらぶらと歩いていく。なにげなく一つつまむと、再び元の席にからだを沈める。まるで二枚目俳優ロック・ハドソンが、西部劇の名優ジョン・ウェインを真似ているかのようだ。新品のツイード製ウェスタンスーツを身にまとい、足元はツートンカラーのつややかなカウボーイブーツでかためている。ストライプのシャツの胸元を飾っているのはループタイだ。大金をつぎ込んでカットした髪型は、少しの乱れも許さない。カウボーイハットはといえば、隣の特等席に鎮座し、男が隠したい病む肉体に代わって注目を集めようとしている。黙々とドーナツを食べる様子は、行く当てもなく、過去も未来も持たない人間を思わせる。

よく似た白髪まじりの男女がいる。めがね、服、ヘアスタイル、脚の組み方、おまけに体型までがそっくりだ。長い年月をともに過ごしてきたのだろう。一つのドーナツを交互に同じ量だけかじって分け合っている。この二人、キスをしたら、頰のしわまで一致するのではないだろうか。溝と溝が交わって一つになり、どこからはじまり、どこで終わるのかわからなくなりそうだ。

私たちは図らずも、この部屋、ドーナツの箱、この空間を共有している。ここは、絶望と希望、恐怖と信念、不安と愛の両方が存在する、私たち全員の空間だ。**この空間とドーナツと希望をみんなで分け合えることが、私はうれしい。**

まだこちらを見ていない人たちの顔には、なにが書かれているのだろう？　その人たちは、こうしてあたりの様子を観察しては記している見知らぬ禿頭の私のことを、食卓で話題にするだろうか？　私がドーナツを二つに割り、片方ずつ食べたことに気づいただろうか？　そのことで、私を完全ではなく分割された人間と受け取るのだろうか？　そうだとしても仕方がない。だが彼らの目の前にいるのは、この共有の空間でドーナツを食べる人びとを観察しながら、連帯の涙を浮かべている人間でもある。だからこの次は、同じ悩みを抱えた男とわかるだろう。

がんだから、私は同じ空間で生きている。

8章　考え方を変えるとき

——態度の修正——

Now that I have cancer...

ふれあいの時間

退院してから一週間後に、友だちのビルが来てくれた。一時間の見舞いのために、片道一六〇キロの道のりを車でやってきた。私たちのつきあいは、かれこれ三〇年にもなる。二人合わせると、三人の妻と七人の子どもがいる。しょっちゅう会っているわけではないが、その必要もない。このとおり友情はつづいているのだから。ビルの最初の妻は結婚一〇年目に出ていった。ある日突然、別れを切り出してきたそうだ。なんの前触れもなかったし、どう振り返っても思い当たることがないという。私のがんとそっくりではないか。ビルと私は、そういう突然の深い悲しみを経験した者同士なのだ。片や最初の結婚生活に、片や自分のからだに、予期せぬ不幸が襲いかかったわけだ。

ビルは、帰り際、ソファーの隣に腰を下ろすと抱きしめてきた。私は、父親の脚にすがる子どものように、ビルの脚にしがみついた。そして二人で祈った。ビルは「おまえが大好きだ」と言ってくれた。私も言いたかったが、どうしても言葉にならなかった。でも気持ちは伝わったと思う。私たちが、握手以外に触れ合ったのは三〇年のつきあいで、おそらくそれが初めてだったと思う。

こうしてがんになってみると、誰かが私に触れたり、私が誰かに触れたりすることは、暗黙のうちに許されているようなのだ。おかしな話ではないか。**壊れたからだのほうが完全なからだよりも触れやすいだなんて。**それとも、私の魂が聖書にあるように砕けているからだろうか？「神のうけられるいけにえは砕けた魂です。神よ、あなたは砕けた悔いた心をかろしめられません」（『旧約聖書』「詩篇」第51章17節）。聖書にはあれだけイエスにまつわる物語が書かれていながら、興味深いことに、肉体として生きていた頃のイエスに誰かが触れる場面は、たった一箇所しかない。イエスのほうは、もちろん、多くの人に触れている。重い皮膚病の人がいれば触れて癒し、弟子シモンの姑が寝込んでいれば手を取って熱を下げ、会堂長ヤイロの娘を死の床からよみがえらせ、その他にも、聞こえない耳や見えない目を治し、使徒たちの足を洗い、子どもたちを祝福している。一方、出血の止まらない女が、手を伸ばして触れたのはイエスの服の端どまりだ。香油の入った石膏のつぼを割ってイエスの足に注いだ女は、自分の髪でぬぐったが触れてはいない。イエスに触れた者たちは、いずれも裏切り者たちだ。ユダは接吻によって、祭司長や長老たちは平手打ちによって。

なるほど、一二使徒の一人、〝疑い深い〟トマスが、処刑されたイエスの手とわき腹の傷に自分で触れてみるまでは、復活を信じないと言い張ったのにもうなずける。彼は本当は〝物知り〟トマスだった。生きている頃のイエスには誰も触れなかったのだから、触れられるようになったこと、肉体が壊れたことが、復活の証拠だとトマスは知っていたのだ。磔刑《たっけい》によって壊されて初めて、復活は訪れ、触れることができるようになった。

どういうわけか、**壊れている私たちには、完全なときにはけっしてできない触れ方ができるようになるらしい。**神は壊れたものを使うのがお好きだ。ちぎれたパン、割れた香油つぼ、壊れたからだ、さらには接吻によって断たれた絆。

私のからだと魂は、がんによって壊された。つまり、私は触れ合えるようになった。だから、がんには感謝している。

自分に耳を傾ける

自分の周囲の世界にもだが、自分の内側の世界にも、私は耳を傾ける。自分自身に耳を貸す。私たちの大半は、自分自身に、自分のからだと心に、耳を貸さずに人生を送っている。だから、自分がなにを必要としているかがけっしてわからないし、それを手に入れることもない。

たいていの場合は、幼い頃から、自分の要求をやたらと口にしてはいけないと教え込まれる。口をつぐんでいれば、聞けるようになると思うかもしれないが、そうではない。どうも実際はその逆のようだ。口をつぐめばつぐむほど、聞こえなくなってくる。

ときに親は、幼児の泣き声には応えず、抱きしめもせず、愛情を伝えようともしない。そこで、幼い私たちは要求してもしかたがないと気づき、口を閉ざし、完全に黙ってしまう。沈黙の小部屋に引きこもるのだ。黙っていると、ご褒美をもらえることが多い。うるさくしないで本当にいい子だ、とほめられる。すると、なにもせがまないことを自分でも誇りに思うようになる。沈黙を強さと勘違いする。自分の魂が夜泣きの声を上げようと、耳を傾けるのをやめてしまう。どうせ、なにが聞こえてきても、誰かに伝えようとは思わないからだ。

私たちの中には、自らの声で自分の要求を沈黙させてしまう人もいる。絶え間なくしゃべり、愚痴をこぼし、泣き言をいい、生まれた日のことを呪い、それ以外のすべての日にも悪態をつく。自分の声を聞くためだけにだらだらとしゃべりつづける。そうやっていると自分が生きている気がするからだ。そのうち周囲の人間は辟易としてきて、耳を傾けなくなる。自分自身までうんざりして、やはり聞くのをやめてしまう。詩人ディラン・トーマスに言わせれば、「誰かがぼくをうんざりさせる。たぶん、それはぼく自身だ」ということになる。なにしろ、すでに何百回も聞かされているのだから無理もない。

私たちのモットーは、ありふれた町の郵便局かどこかで交わされるありふれた会話の中にも聞こえる。

「最近、調子はどう?」

「まあ、文句は言えないな」

「言ってもしかたがないしね」

文句を言ってもしかたがない。それをモットーにしているから、私たちは、文句を言うべきことはなにか、自分が必要としているものがなにかを知ろうとしなくなる。

けれども今、私は聞いている。それは、他人に文句を言うためではないし、ましてや自分に文句を言うためでもない。**自分がなにものかを知るため、沈黙の小部屋に引きこもらず、人生の主導権を自分で握るためだ。**自分がなにを必要としているかは、たとえ他人が知らなくとも、自分だけは知っておかなければならない。自分の面倒を見る責任は、自分が負っているからだ。その責任を引き受けなければ、他のなにかに責任を負うはずの自分がいなくなってしまう。

「ばかだなあ。きみは知らないんだね。がんのように広がっていく沈黙を」という歌詞が、サイモンとガーファンクルの名曲『サウンド・オブ・サイレンス』にある。沈黙はがんのように広がり、がんは沈黙の中で広がる。音のない沈黙ではなく、聞こうとしないことによる沈黙。自分自身に耳を傾けなければ、他の人に耳を傾けることもできない。

イタリアはフィレンツェでの大理石にまつわるこんなエピソードがある。その大理石の塊は、美しくないからという理由でどの彫刻家からも突っぱねられていた。そこへある日、ミケランジェロがやってきた。彼の目には、大理石の塊から古代イスラエル王ダビデが出たがっている姿が見えた。こうして不朽の名作「ダビデ像」は誕生した。ミケランジェロは、大理石から脱出したいというダビデの要求だけでなく、自分自身の創作の要求にも耳を傾けたのだ。

ある年老いた男に家族が、「なぜ四六時中、独り言を言うの?」とうんざりしてたずねた。すると男は、「なぜって、自分の言うべきことを耳にするのが好きだからだ」と答えた。なんとすばらしい理屈とすばらしい行動。

もちろん、私は、主治医や友だちや家族の言うことに耳を貸さなくなったわけではない。だが今は、自分自身にも耳を貸すようにしている。すると、**このからだと心が、自分に必要なものを教えてくれる。そうやって聞こえてくる言葉は信用していい。**

がんだから、私は自分に耳を傾ける。

のんびり進む

まるっきりのんびりと。（文法的には変かもしれないが、響きがよくないだろうか？）のんびりするのは、私たちの世界では一つの贅沢だ。がんがくれた贈り物でもある。

私は五カ月間に二〇歳も年を取った。化学療法が終わったら八カ月で二〇歳は若返りたい。だが、それまでは実年齢よりも老けたのんびり人間だ。

いいこともある。年配の人の気持ちが以前よりもわかるようになった。スーパーマーケットのシリアルの売り場で、前方にのんびりしたご婦人などがいると、昔の私なら健脚と丈夫な肺とを見せびらかすようにせかせかと追い越したところだが、今はそんなことはしない。そのご婦人が、プレーンヨーグルトの小パック二個とニンジン一本ぽっちを載せた大型幌馬車で通路をふさいでいたりしたら、ぶつかってしまうかもしれない。それでは危ないではないか。それに、立ち止まってシリアルの製品ラベルをじっくり隅々まで読むのは大切なことだ。それぞれのブランドに脂肪分が何グラム潜んでいるかを確かめなければならない。こういう場合、今の私は、少しその場にとどまってご婦人にアドバイスするだろう。「地味な白い箱に入っているアンクル・テッドがいいですよ。ネイチャー・ノーマル・オール・ナチュラルよりも防腐剤を使ってませんからね。ナチュラルと言ったって、あのどぎつい色をした箱を見てごらんなさい。除草剤をたっぷり撒いた畑の向こうから金色の太陽が昇ってくる写真入りですからね」（シリアルの箱の写真というのは信用できない。もちろん、マイケル・ジョーダンの写真入りのは別だ。）

私が他の買い物客を追い越さないわけは、白状すると、できないからだ。一日に一歳という高速で年を取っていると、急ピッチでスローダウンを余儀なくされる。そのうえ、化学療法で免疫系が抑制されているので、感染症に気をつけなければならないし、胸に留置したグローションカテーテルのために血液の凝固を防ぐ薬を使っているから、切り傷を負わないようにしなければならない。「尻尾の長い猫は、揺り椅子だらけの部屋を慎重に歩く」ということわざがあるが、私には、まさに尻尾を挟まれないようにするのと同じくらい細心の注意が必要なのだ。

がんは天然の減速剤だ。映画を作る人たちの間では常識となっているように、本当に重要なものは、スローモーションでなければ見えてこない。

こうしてのんびりになった私は、忍耐を学んでいる。**一度にいくつものことをやろうとはしない。一つのことに集中するようにしている。**その〝こと〟がなんだろうと、うまく（少なくとも、そう努力するということだが）そして、時間をかけてやる。こうしてスローモーションになると、病からの回復が一生のプロセス――その一生が長いか短いかに関係なく――であることを改めて実感する。生きることはプロセスそのものにある。結果だけが人生ではない。**プロセスの終わりでばかりでなく、一瞬一瞬の経験を味わうことが大切なのだ。**

たとえば、こうして日々の思いをつづっていることもそうだ。作家ドロシー・パーカーはよく、「書くのは大嫌いだけど、書き終わるのは大好き」と言っていた。以前の私もそんな感じだった。なにごとも大急ぎで終わらせ、チェックリストにさっさと〝済〟のマークをつけて次の項目に移ろうとする。そうやって人生の大部分を見失っていた。なぜなら、人生は〝書く〟というプロセスであって、〝書き終わる〟という結果ではないからだ。でも、本当は、このページだってさっさと終わらせて、次のページへ進みたい。なにしろ、言いたいことは山ほどあるし、そのためにかけられる時間が自分にどれくらいあるかがわからないのだ。焦るのも無理ないだろう。

こういうのはどうか。書きながら、それと同時に、書いたものを読んでくれる人のために祈りを捧げ、それと同時に、午後の予定を頭の中でチェックする。そうすれば、限られた時間を最大限に活用できるのではないか?

いや、待て。のんびりやろう。誰も、いっぺんに三つのことなどできやしない。できると思うだけだ。現実には、一つのことから別のことへと、ものすごい速さで何度も行ったり来たりするにすぎない。だが、その行ったり来たりにも時間はかかる。どんなに敏捷な人でも一〇億分の一秒ずつは必要だ。**むしろ、一度に一つのことに集中し、やり終えてから次に進むほうが、実際には時間の節約になる。そのうえ心身の消耗も避けられる。**

〝書き終わる〟のは、人生の中のほんの一瞬だ。たとえがんが私の人生を早めに終わらせるとしても、がん以前の生き方をつづけていくより、こうして〝書く〟プロセスも味わっているほうが、よほど生きたという実感は大きくなるはずだ。

がんだから、私はのんびり進む。

「愛している」と言う

もっとも、がんになるまえだって、ときどき書いたことならある。たまには口に出したことも。たとえば、水入らずで散歩中の愛犬に向かって言ったこともあるし、二人きりのときに妻に言ったこともある。誕生日に娘たちにも言った。両親にだって一度は言ったと思う。それに、野球のシンシナティ・レッズ、チョコミントのアイスクリーム、トニー・ヒラーマンの小説への愛なら、公言してはばからない。ただし、一塁手や、皿に盛られたアイスクリームや、小説『Talking God（話す神）』に向かってそう言ったことはない。

こういう話をするとギョッとする人もいる。まるで、エレベーターで最上階に行くはずなのに手前で降りた男を見るかのようにいぶかしむ。「この禿げ頭の男は、なぜ私を愛しているなどと言うのだろう？　分別のある人間なら、そんなことをしょっちゅう言ってまわったりしないのに」

まあ、**がんになると、分別の多くは叩き出され、愛の入り込む余地ができるようになるものだ。**

たしかに、「愛している」は口に出すと安っぽくなることもある。たとえば、トーク番組に出演した映画女優が、初対面の司会者に言う「愛してるわよ、ダーリン」に、たいして意味があるとは思えない。女性にのぼせ上った男性がその言葉を口にするのだって、自分の欲望を〝満足〟させたいからであって、特に考えがあってのことではない。目的のための手段にすぎないのだ。子どもが、親にお尻を叩かれそうになって、涙ながらにその言葉を発することも、母親が、言うことを聞かなかった子どもに、罪の意識を叩き込むために言うこともある。

ところが現代では、その言葉をまったく口に出せない人が多い。若いカップルは〝Lではじまる言葉〟について話はするが、「愛している《LOVE》」とはっきり言うことすらできない。言質を取られるのがこわいからだ。

チャールズ・シュルツの漫画『ピーナッツ』の中で、おてんば娘のルーシーは、大好きな天才少年シュローダーを振り向かせようとあの手この手で迫る。だが、シュローダーはつれないそぶりだ。ついに嫌気がさしたルーシーは、シュローダーに、愛とはなにか知っているのかとたずねる。すぐさまシュローダーは、辞書の説明をそらで読み上げる。それを聞いたルーシーはしかめっ面でこう言うのだ。「紙の上では、天才的なんだけどね」

私たちは、紙に書かれた愛の定義ならたくさん知っている。愛をテーマにした歌や詩はいくらでもある。だが、すべて現実のものではない。生身の人間がいて、初めて愛は現実のものになる。

ヘレンと私がカップルの集まりに出たときのこと、一人ひとりが紙と鉛筆を渡され、誰にも相談せずに愛とはなにかを書くよう指示された。それからリーダーに促されて、各自が発表することに。参加者は高学歴の知的な人びとばかりで、美しく難解な言葉をちりばめた愛の定義を次々と披露していった。それを聞いているうちに、私の心は沈みはじめた。ヘレンの顔を見ると、同じ気持ちなのがわかった。番が回ってきたヘレンは、恥ずかしそうに自分の愛の定義を読み上げた。「ジョン、メアリー・ベスとケイティ、父、母、それから……」。彼女が終わると、私の番だった。「ヘレン、メアリー・ベスとケイティ、両親、テッド叔父さんとノラ叔母さん」

それから、二人とも黙っていた。すると奇妙なことが起こった。他の参加者たちが新しい紙をひっつかみ、名前のリストを書きはじめたのだ。

愛は関係の中にある。人と人、からだとからだ、心と心。絆がなければ、愛はまったく存在しないのも同然だ。

私たちがん患者は、なぜこんなにも一生懸命に「愛している」と言うのだろうか。私には理由はわからないが、がんになると〝普通の〟人にはできないことがいろいろ許される。だから、ここで一つ提案したい。**いつでも「愛している」と言おうではないか。誰かれかまわず言ってみるのだ。**紺色の制服を着た人に駐車違反チケットを切られたときも、ディスカウントストアで手際の悪いレジ係に昼食の時間を奪われたときも、ウェイトレスに注文を間違えられたときも、そして、学校では自分の担任に、あるいは会社なら上司や秘書に向かって。それができれば、もっと言いにくい人にも言えるようになるかもしれない。夫または妻、子ども、親、友だちに向かって。

がんになった今、私は、しょっちゅう「愛している」と言うようにしている。チャンスがあるなら、一回でも多く言ったほうがいい。そうではないだろうか？

ところで、私は、この本を読んでいるあなたも愛している。

小さなことにくよくよしない

知り合いの女性は机の後ろの壁に額を飾っている。そこには大きな字で「小さなことにくよくよするな！」と書かれ、その下に小さめの字で「どれも小さなことばかりだ」とある。

言っていることは半分正しい。小さなことには、くよくよするだけの価値はない。たしかに私たちは、どうでもいいことに悩んだり、やきもきしたり、悔やんだりしすぎている。しかし、どれも小さなこと〝ばかり〟とは限らない。小さなこととは、私の同僚でがん仲間のジーン・クレイマー・ヒューアマンに言わせれば、「足首にまとわりつく蟻んこたち」だ。くよくよする価値のないその蟻んこたちと、本当に注目に値する人生の細部とは違うように思える。

イエスにまつわる事柄で一番印象的だと思うのは、彼が細かいことに注意を払い、それでいて小さなことにはくよくよしなかったところだ。ヤイロの娘のエピソードを覚えているだろうか？　誰もが娘は死んでしまったと思ったが、イエスはその手を取り、「少女よ、起きなさい」と言われた。すると少女が起き上がったので、家中の人びとは狂喜乱舞した。イエスにタリタと呼ばれたその少女のことなどはそっちのけだった。見かねたイエスは口を開いた。「ほら、少女がおなかをすかせている頃だ。なにか食べものを持ってきなさい。一切れの魚などがよいだろう」

一切れの魚？　なんというありふれたものをイエスは持ち出されたことか。今しがた、死者のよみがえる様子を目の当たりにしたばかりの人たちに、どうして一切れの魚のことなど思いつくだろう？　世界を救うことを自らの使命としているイエスが、どうしてそんな細部にまで心を配ることができたのだろう？　一切れの魚、それは細かいことだ。けれども、少女にとってもイエスにとっても、小さなことなどではなかった。

二つの違いはこうだと思う。細かいことは、私を含めた人びとの生活に対して影響を及ぼす。細かいことに注意を払えば、誰かのおなかが満たされる。小さなことではそうはいかない。むしろ、小さなことは、世界中の愛の蓄えを食い潰す。

私には、細かいことと小さなことを混同しやすいという問題がある。違いが見えなくなるのだ。誰と誰に電話をしなければいけないとか、誰宛の手紙になにを書くかとか、誰に会議用の部屋を確保してもらうか、そういうことを忘れないようにあたふたしているうちに、足首にまとわりつく蟻んこたちに人生を乗っ取られてしまう。気がついたら、ピクニックの弁当を全部食べられていたりする。

もちろん、整理する方法がないわけではない。やるべきことをメモする場所はある。いや、ありすぎるくらいだ！　予定の時間を忘れないように、腕時計のアラームをセットしたりもする。ところが、今度はそういう方法自体がくよくよの原因になる。

つまり、どうやったら効率的にこなせるか、そのことばかりを考えるようになる。白クマのことだけは考えるなと言われると余計に考えてしまう、という有名な心理実験と同じだ。ジョギングの間も、祈りの時間も、夜ベッドに入ってからも、どの項目は済んだ、どの項目はまだ済んでいないなどと考えるようになる。小さなことは、米の袋に入り込む湿気のようなものだ。突如として、米が膨らみはじめ袋が破ける。

たとえ、小さなことにくよくよするのをやめようとしても、周囲が許さない。多くの人が私たちにプレッシャーをかけてせかす。世の中がおかしくなっているのは、私たちが小さなことに時間を費やしすぎているからでもある。小さなことにかまけているうちに、エネルギーを使い果たし、人びとの糧となる細かいことにかける余力をなくすのだ。

小さなことと細かいこと、蟻んこと弁当を見分けるのは簡単ではない。たとえば、皿洗いはどうだろう？　食器を洗うのは私の仕事の一つだ。ヘレンが料理を担当し、私が片付けを担当する。理想的な分担だと思う。私には料理に必要な創意工夫の才能も忍耐もないからだ。でも、食器洗いは小さなことだろうか？　とんでもない。食器をきれいにしなければ、次に料理することも、食事することもできない。だが、もし皿洗いのことを五秒以上考えたり、洗う時間や洗い方を指示するコンピュータ・プログラムを作ったりしたら、小さなことに変わる。人生の一部が小さなことに変わっていないかどうかを見分けるヒントは、そのことを頭から追い払えなくなってはいないか、つまり、四六時中、蟻んこに足首をかじられるようになってはいないかだ。

自分では解決のしようがないことをずっと考えつづけているとしたら、それは、小さなことにくよくよしている証拠だ。交通渋滞に巻き込まれたり、踏み切りで長い貨物列車が通り過ぎるのを待たされたり、手際の悪いレジ係の列に並んで身動きが取れなくなったりしたら、くよくよしてもしかたがない。どうしようもないのだ。家にいながら仕事のことを考えてどうなる？　職場にいながら家の皿洗いはできない。**解決法がないなら、それは問題ではないのだ。**

もし私が回復して、さらに四〇年間生きたとしても、たいした時間ではない。小さなことにくよくよしている暇などないのだ。

蟻んこはまだ足をかじっているが、無視しているとよくなっていく。こうなったのは、がんからの贈り物だ。

がんだから、私は小さなことにくよくよしない。

今を生きる（その1）

たった今。今日。それがすべて。それしかない。ある少年がこんなことを言ったそうだ。「〝tomorrow（明日）〟と〝today〟（今日）があるんだから、〝tonow〟もあるはずでしょう？」

なんとなく気持ちはわかる。でも、どう説明すればいいのだろう。なるべくシンプルに考えてみよう。つまり〝永遠〟とは、過去も未来も含めた人生のすべてが、今この瞬間にはめ込まれているという意味ではないだろうか。

一つの方向から見たのでは、今という瞬間はまったく存在しない。この言葉もタイプするそばから、すでに過去のものになる。まだタイプされていないものは未来に存在する。現在と呼ばれているものは、過去と未来を分ける超極薄の仕切り板にすぎない。

ところが、その仕切りが取り払われ、過去と未来が混ざり合うと、そこにあるのは今だけになる。どういうわけか、がんは、過去と未来の境界線を消してしまうらしい。境界がある限り、今は存在しない。境界がなくなると、今だけが存在するようになる。

私はずっと、過去と未来のどちらも楽しむ人間だった。回想するのも好きだし、予想するのも好きだ。たとえば、妻に初めて会ったときのことを思い出すのは、とても楽しい。着ていたものまで覚えているくらいだ。上はブラウス（いや、セーターだったかも）で下はスカート。靴もなにかはいていたと思う。服は色のあるもので、緑か茶色。それと髪の毛もあった。本人は、「あなたって人は、なにも見ていないわね！」と言うけれど。

子どもの頃の娘たちがどんなにかわいらしかったか、食後にうたた寝している私を、どんなふうにソファーから落として楽しんだかを、思い出すとうれしくなる。祖母のこと、初めて運転した車のこと、シンシナティ・レッズの試合を観にいったこと、マーチン・ルーサー・キング牧師とアラバマ州モンゴメリーの街へと行進したことも思い出す。私は過去に生きるのが好きだ。心地よい場所なのだ。

未来も心地よい。今挙げたような出来事はすべて予想して楽しんできた。ヘレンとの結婚式のこと、大きくなった娘たちの様子、シンシナティ・レッズの優勝など。そしてこれからの未来にも楽しみはある。この本の出版、今晩出席予定のサポートグループ、そしていつか行くであろう天国のこと（天国以外の場所にはあまり関心がないもので！）。私は、そうやって未来に生きることが好きだ。

けれども**がんとともに生きていると、どういうわけか、未来と過去がいつも自分と一緒にある。回想も予想も、より現実味を帯びてくるのだ。**なぜなら、どちらも永遠の中に融合し、現在になっているからだ。そこに過去と現在の仕切りはもはや存在しない。私は、今までの自分とこれからの自分との総計なのだ。過去の私は、たとえるなら、物語のいっぱい詰まった本が何冊もある図書館だった。今の私は一ページしかない一冊の本にすぎない。だがそこに物語全体が書かれている。

こんな話を聞いたことがある。おそらくはネブラスカ州の乾燥地帯の話だ。一人の農夫が、よその豚が自分の豚よりずっと太っているのを見て、その農夫にわけをたずねた。

「うちでは棒を使ってるからね」というのが答えだった。

「なんだね、それは？」

「乾季になって地面にエサがなくなると、豚を五メートルほどの長い棒の先につけて、樫の木の枝に上げるんだ。そうやって、どんぐりを食べさせるのさ」

「それじゃあ時間がかかってしょうがないだろう」

「ばかな。豚にとって時間などなんの意味も持たないさ！」

最近、私にはこの話の意味がわかりはじめた。とはいえ、少し不安でもある。私も豚のように考えるようになったとは！　時間は「なんの意味も持たない」。なぜなら私には時間というものが存在しなくなったからだ。

アルバート・アインシュタインは、相対性理論について説明を求められた際、こう答えた。「愛する人の腕の中で過ごす一時間は、一分のように感じられる。歯医者の椅子の上で過ごす一分は、一時間のように感じられる」

神の腕の中に時間は存在しない。存在するのは愛だけだ。私たちはそれを永遠と呼ぶ。果てしのない時間という意味ではなく、果てしのない愛という意味だ。愛を持っている人は、今この瞬間にこの世のすべての時間を手にしている。

がんだから、私は今を生きている。

休暇を取る

　実に不思議な、今までに経験したことのない休暇だが、それでもがんは休暇だと思う。友だちで同僚のジーン・クレイマー・ヒューアマンは、同じくがんを患っていて、私に共感してくれる。お互いエッセイでも書いたらどうかとジーンは言う。タイトルは「がん休暇の思い出」。では、私の作品を披露しよう。

　今の私は、これまで重要だから逃れられないと思っていた多くのことをお休みしている。たとえば、さまざまな委員会の会議、読み終わっていない新聞雑誌の山、手入れしていない植え込み、除草剤を撒いていない庭、嫌いな人への表敬訪問《コール》（嫌いな人への〝ラブ〟コールとは違う）、クリスマスカードを期限までに投函すること（その〝期限〟がいつのことかは別として）、今日やらなかったことを明日は忘れないようにするため、そしてそうやって済ませるまではずっと罪悪感が消えないようにするために、記録をつけることなどだ。でも今はなんの罪悪感もないし、なんの決めつけもない。あるのは休暇だけ！

　あちこちの教会を訪ね歩いた男がいたそうだ。その人は、自分に合った教会を見つけようとしていた。ある日、新たに開かれた教会を訪ねたが、少し遅れたので、後ろの席にそっと座った。最初の賛美歌が終わり、ちょうどざんげの時間がはじまるところだった。人びとの朗唱が聞こえてきた。

「私は、してはならないことをしてきました。そして、しなければならないことをせずにきました」。男は安堵のため息をついた。「気の合う人たちに、ようやくめぐり会えたようだ」

気の合う人たちにめぐり会えた。がんになるまえなら、私もそう思っただろう。けれども今の私は、その集会の人たちが言うような罪悪感からは、きれいさっぱりお休みをもらっている。いつかは戻ってくるかもしれないが、そうならないことを願う。この休暇がとても気に入っているから。

そもそも休暇とはなにか？　休暇とは、日常から離れ、たいていは違う環境で過ごすことだ。もしかすると、行き先は風変わりな環境の場合さえある。そこではいつものパターンが崩れ、しなければならないことよりも、したいことをするようになる。周囲の世界と自分の内面世界に対して、見方が一変するかもしれない。休暇を楽しめない人が多いのは、たぶんそのせいだ。

〝健康〟だった頃の私、つまり、からだは強いが魂は弱かった頃の私は、休暇のたびに、仕事、日常生活、不安、そして自分という存在を正当化しようとする生き方が無性に恋しくなった。自分には、やるべき仕事、勝たなければならない闘い、証明しなければならない価値があるから、休んでいる暇などないと思った。だが、がんになった今では、休暇を延長したいと思うほどだ。

誤解しないでいただきたい。今も仕事はしている。化学療法を受ける週でさえ、そうだ。それよりさらにひどい化学療法の〝副作用〟期間中だって働いている。今取っている休暇は、**他人の目からも、自分自身による決めつけからも自由になるための休暇だ。**私は愛の降り注ぐ浜辺に横たわり、自己受容を促す波に浸りながら、ひたすらのんびりと過ごしている。

あなたもこちらへ来てみては？　たとえ5－FUをやっている人でも、こちらの太陽は焼けないし、水もやわらかい。

がんだから、私は休暇を取っている。

仕事をやり遂げる

ここで言う仕事とは、昔からやりたいと思いながら、時間がなくてできなかったことを意味する。昔は時間がなかったのは、やりたくもないことばかりをしていたからだ。その頃より今はさらに時間がないのに、やりたいことをやっている。以前のようにただ次々と物事をこなすばかりの存在とは違って、ようやく人間らしい存在になったと思う。

もちろん、がんのせいで使える時間は減った。回復とは、かかりきりにならないといけない仕事だ。この仕事をやり終えたときに、自分が生きているか死んでいるか、肉体のままか遺体になっているかは別として。手術、イメージトレーニング、瞑想、化学療法とそれによる倦怠感、そういうもので、毎分、毎時間、毎日フル稼働している。

ところが、がんのおかげで、以前より時間ができたのも事実だ。

まず、手術からの回復期がそうだった。ほとんど毎日ソファーに横たわったまま、考え事をしたり、祈ったりしているだけだった。だが、当時はそれが自分のやりたいことだった。それ以外のことを私に期待する人間は一人もいなかった。本を読むだけの力があるときには、仕事のために熟読しなければならない本ではなく、自分の読みたい本を読んだ。

やがて、化学療法で免疫系が抑制される時期が来た。細菌への抵抗力が弱まり、一度感染すると治りにくいので、人ごみや公共の場を避けるように言われた。会議に出席するとか、誰かと映画を観にいくとか、そういう期待される役割をサボっているおかげで、自分にはずいぶん空き時間ができたことに気づいた。

では、以前は悪いことや無意味なことをやっていたのかというと、そうではない。私に期待されている仕事は、常識の範囲内のものだった。誰からも殺人を頼まれたことなどない。まあ、自分の命を危うくするようなことはやっていたかもしれないが。

今でもゴミ出し、皿洗い、犬の散歩は私の仕事だ。（感染のおそれがない場合は）これまで同様に、引きこもりがちな人を訪ねたり、信徒のワークショップで話をしたりするし、それ以外にも自分に課されたさまざまな仕事をこなしている。どのみち誰かがやらなければならないことばかりだ。がんのおかげで人より上手にできるようになったからやっているわけではない。

では、なにが変わったのか？　がんのおかげで時間が減ったにせよ増えたにせよ、昔はできなかったことを今やっているのは、どういうことか？

それは集中の問題だと思う。**今の私には、愛を込めることと、ただ単に仕事をこなすことの違い、時間を充実させることと、ただ時間を埋めることの違いがよく見える。**人間には、悠然と空を舞う鷲ほどのとてつもなく大きな愛の力がある。ところが、片方の羽をなくし地面を跳ね回るスズメ程度にしか、その愛を使っていないのだ。

私は、都会に暮らし、その中心街で働いていたことがある。ある晩、かなり遅くに仕事を終え家路を急いでいると、花屋の布製のひさしにタバコの燃えさしが投げ上げられているのに気づいた。

タバコの火で布地にじわじわと穴が開いている。叩き落そうにも、私にはひさしが高すぎて届かない。大したことではなさそうだが、そのまま燃え広がって、ひさしがだめになることもありうる。通りの角には電話ボックスが、二ブロックしか離れていないところには消防署があった。私は電話をかけると、火事とも言えない、ほんの小さなくすぶり程度の状況を気後れしながら通報した。たぶん、誰かに消火器を持たせて徒歩でよこしてくれさえすれば、解決するほどのことだと思っていた。

しばらくしてもなにも起こらなかったので、私は立ち去りかけた。そのとき突然サイレンが鳴り響いた。消防署の大きな扉が開き、大小さまざまな車両がけたたましい音を立てながら続々と出てくる。はしご車、ポンプ車、救急車、さらには司令車まで！　一方通行の多い地域柄、大部隊は六ブロックも遠回りしたうえ、ようやく現場に到着した。消防士たちがどやどやと降りてくる。ホースというホースをありったけの消火栓につなぎ、手には斧、背中には酸素ボンベといういでたちで駆け回る。

だが、肝心の火災が見当たらない。花屋の入っているビルは上階がアパートで、その頃には、寝巻き姿の住民たちが、なにごとか確かめようと窓から身を乗り出しはじめた。こうなると、まさかボヤの箇所を指差して、この大部隊を出動させた張本人であることをみすみす白状するわけにはいかなかった。

ついに消防士たちは、うんざりした様子で道具を片付けはじめた。ところが、ホースをあと一本しまえば終わりという段になって、最後の消防士がようやく〝炎〟を発見。一同は、あっという間にホースを建物の正面に引っ張っていくと、消火栓をひねり、たちまち水の勢いでひさしを丸ごと道路に叩き落してしまった。

人生もそれに似ていると思う。私たちには愛という強力な装備がある。その愛を注いで憎悪の大火を消し去ることも可能だ。ところが実際には、日常の中の小さな焦げ跡に愛を注ぐばかりで、いつも燃え盛っている恐怖のほうは鎮火させようとしないのだ。

愛のために時間を使う。肝心なのはそこだ。愛を伴わなければ、私は行動しないことにしている。

がんだから、愛を込めて仕事をやり遂げる時間ができた。それ以外の仕事をやるつもりはない。

テレビのアニメ番組が嫌い

まだ入院していた頃、笑うためにアニメ番組を見るようになった。笑う必要があったし、笑いたかった。笑いは健康にいい。ただし、ワイリーコヨーテの頭に金床が落ちてくるシーンでは、見ているこちらまでが痛くなるし、ネズミのジェリーが大砲で猫のトムを吹き飛ばすと、自分にも穴が開いたような気分になる。

笑いの多くは誰かの犠牲の上に成り立っている。楽しみのために、私たちは誰かに代償を払ってもらおうとする。「わき腹がぱっくり割れそうなくらいおかしい」などと言うけれど、笑えるのは自分以外の誰かのパンツやおつむが割れるからだ。私たちの笑いは、それほど他人の痛みや屈辱を前提にしていることが多い。

その手の笑いは、今の私にはあまり効き目がない。そういう笑いは愛とは正反対のものであって、傷つけるばかりで癒しにはならない。残念ながら、子どもがごく小さい頃からアニメ番組で教え込まれるのは、このタイプの笑いだ。

よい笑いは、神の存在を示す印であり、私たちの回復を助けてくれる。悪い笑いは、愛の不在を示す印であり、私たちの具合を悪くする。だから、私たちを癒してくれるのは愛なのだ。誰かを笑うのは、愛ではなくて、悪意にすぎない。笑われた人よりも、笑った本人に大きな害悪を及ぼすことすらある。

今まで知り合った中で一番陽気なのは、ジョセフィン・パーティーという女性だ。がんで亡くなるその日まで、笑いという武器を懐にしのばせ、地元の誰よりも速く引き金を引くことのできる人だった。知り合ってからしばらくして、その彼女がたいへんな苦労人だということを知って驚いた。病気の夫を六年間も看病した経験があったのだ。その時期は一度も家を空けたことがなかった。六年間に一度もだ。

私は言った。「どうして、そんな禁固刑のような生活に耐えられたんだい？　ご主人のドンを愛していたのも、世話をしたかったのもわかる。でも、自分の家がまるで監獄じゃないか」

ジョセフィンはにっこり笑って答えた。「毎日、美しいものや笑えることを見つけたから、平気だったのよ」

そんなだから、閉じこもっていた間もけっしてアニメ番組は見なかっただろう。ジョセフィンなら、いつでも自分を笑い飛ばすことができたし、世の中のちょっとした弱点にも優しい笑いを向けることができたからだ。

ローマカトリック教会のある枢機卿が、敬虔で謹厳実直な生活を送っていた。やがて病気になり、本人を含めた誰もが回復の見込みはないものと思った。そこで親類がやってきて、持ち物の分配をはじめた。病の床からそれを見ていた枢機卿は、みんなの浅ましさと無神経さに腹を立てたが、どうすることもできなかった。するとペットの猿までが、枢機卿の帽子を自分の頭に乗せて鏡に映してはうっとりとしている。これにはまじめ一方だった枢機卿もばかばかしくなり、ついに笑い出した。そうやって自分を笑い飛ばしているうちに、健康を取り戻し、死の淵から生還したのだった。

こういうのは健康的な笑いだ。それは、自分自身の気取りや大失敗に向けられたばか笑いであって、誰かの不幸につけ込んだ、痛みを伴う笑いではない。笑いがあるからといって、必ずしもそこに神や愛が存在するとは限らない。だが、神と愛は健康的な笑いを使って、私たちの毎日になにか美しいものを添えてくれる。

私は、まえに比べて他人の痛みにずいぶん敏感になった。誰かの不幸や屈辱や失敗を楽しむことは、もうできない。痛みや恐怖がどういうものかを知っているからだ。誰かと一緒に心から笑うこと、自分自身を笑い飛ばすこと、そして笑うという純粋な喜びのために笑うこと、それがどれくらい楽しいかも、今の私は知っている。


がんだから、私はアニメ番組が嫌いだ。でも、誰かが私のことを一緒に笑ってくれるなら、それはうれしい。

引き出しを整理する

それにファイル、箱、棚、部屋の隅に山と積まれたがらくた類、などなど。

最初に主治医になった腫瘍科医は、休みの日はアメフトの審判をしていたにちがいない。なにしろ試合の残り時間を私に言いたくて仕方のない人だったからだ。「あと一年か二年ですね」と。

そう聞かされて最初に頭に浮かんだのは、「これで、あの荷物とおさらばできる」という思いだった。私は一九本ものファイル用引き出しを持っていて、その中にはメモ、論文、新聞の切り抜き、手紙、写真、アイデアなどがぎっしり詰まっている。板とレンガで作った棚には一〇〇〇冊の書物が載っている。いやもしかすると、二、三〇〇〇冊かもしれない。もう何年もまえに数などわからなくなった。大学時代の古い答案やら、高校時代に自分で編集していた新聞やらの束が入った箱、いつか暇ができたら読もうと思って取ってある重要な雑誌の山もたくさんある。引越し屋から来た屈強で毛むくじゃらの男どもでさえ、あまりの重さに音を上げたという、いわくつきの代物だ。

五〇年分の歴史と、さらに五〇年分の希望——それを、地球の公転にして一、二回という短い期間に選り分けて処分できる人など、果たしているだろうか？　退職後のためにせっせと蓄えてきたものだというのに。

その後、外科医のバーニー・シーゲル博士の本を読むようになって、アメフトの審判も間違う場合があるのだと気づいた。私が予想の時間になっても死ななかったらどうなるだろう？　この先一〇年、いや三〇年も、書いたり、しゃべったり、考えたり、読んだりできるとしたら？　そのときに引き出しも棚も空っぽだったら、童謡マザーグースのハバードおばさんが飼っていた哀れな犬のようになってしまうのではないか（※24）。

けれども、私が整理しないまま死んだら、妻が荷物を扱わなければならない。それはあまりフェアじゃない。妻も荷物に対してフェアじゃない扱いをするかもしれない。ヘレンはきれい好きだし、整頓しないと気が済まないたちだ。娘たちによれば、将来、妻の墓石には「生涯にわたり片付けし女！」と刻まれるかもしれないそうだ。荷物がこれまでどうにか手付かずで守られてきたのは、私の部屋に住む未知の生命体をヘレンがこわがっているからにすぎない。

そこで、ジレンマに陥る。整理すべきか、整理せざるべきか。捨てるべきか、捨てざるべきか。取っておくべきか、取っておかざるべきか。

決め手は有用性だと思う。本当に使えるか？　意味があるか？　または意味を持たせられるか？　意味があるなら取っておこう。ないなら捨てよう。

自分がどれだけ多くのものを引きずってきたか――本当は必要のないものなのに、失うことをどれだけおそれてきたかを知ると、愕然とする。だが、**荷物に振り回されるのではなく、こうして自分が荷物を取捨選択するのは、気分がいいものだ。**

同じことを自分の心、魂、からだでもやってみた。いつかは必要になるという理屈で、どれだけのものを溜め込んできたことか。溜め込んでいるうちに、それに慣れてしまい、心と魂とからだのスペースを完全にふさぐようになっていたのだ。

がんだから、私は引き出しを整理している。書斎に限らず、あらゆる〝部屋という部屋〟のすべての引き出しを見直している。

※24　ハバードおばさんは、犬に骨をやろうとしたが戸棚になかったので、パンを買いに行った。だが、帰ってきたら犬は死んでいた。

オープンに生きる

寝袋を持ち出して、星空の下で暮らしているという意味ではない。裏庭でバーベキューなどということはぜったいにない。あの手の脂や煙には注意しなければ！　私が言いたいのは、なにも包み隠さずに生きようとしている、ということだ。

もちろん、ある意味で、隠せるようなものはなにもない。入院中に看護師が私のケアをしていたときのこと、妻はベッドの足元に立ち、廊下を通り過ぎる人の視線をさえぎろうとしてそわそわと位置を変えていた。私は見かねて言った。「ヘレン、気にしなくていいんだよ。私がどんなものを持っているかを知らない人は、このあたりにはいないんだからね」

背中の部分がぱっくり開いた病院の寝巻きと別れて以来、私が包み隠さずに表に出してきたのは、それとは違う。自分という人間の秘密にしてきた部分だ。本当の自分をさらけ出したら、人に受け入れてもらえなくなったり、嫌われたり尊敬されなくなったり——最悪の場合は——愛されなくなったりするのではないかと心配で、ひた隠しにしてきた部分を意味する。

秘密にすることがどれほど危険なものかを、私はがんから学んだ。がんも私のからだの暗がりに隠れ、私の知らないうちに腫瘍を育ててきた。その腫瘍に対して打つ手がないわけじゃないとわかったのは、切り開いて表に出したからだ。

人生の他の部分も同じだと思う。奥深くに隠れているものは、どんどん成長し、やがて幅を利かせるようになって命そのものを脅かす。この場合キーワードは〝恥〟だ。恥ずかしいと思うものは、暗がりにしまい込み鍵をかけておく。心理学者は、後ろめたさと恥ずかしさとが違うのは、後ろめたさには「私は悪いことをした」という気持ちがあることだという。ときには後ろめたさは健全なものになりうる。本当に悪いことをし、後ろめたさを感じる場合、その人は許しを求めるようになる。つまり、悪いことをよいことに変えようとする。ところが恥は、「私は悪い」という気持ちだ。その場合、許しもなければ、悪いものをよいものに変える方法もない。

もちろん、健全で正当なタイプのプライバシーもある。自分がどのような考えを抱いたにせよ、どのような経験をしたにせよ、すべて公表すべきものとは限らない。むしろそうしないほうがいい場合もあるくらいだ。たとえば、周囲の人間を死ぬほど退屈させたくないなら、やめておいたほうがいい。ただし、恥の場合、そうした良識を働かせて隠そうとするのはよくない。たしかに、いつどこで、誰に打ち明けるかは慎重に考えるべきだが、病から回復するためには、まずオープンな生き方をする必要がある。

アルコール中毒者更生会では、依存症から回復するための一二のステップというものを取り入れてきた。その五番目のステップは、「私は神に対し、自分に対し、そしてもう一人の人間に対し、自分の過ちの本質を認める」となっている。長年私は、多くのメンバーがこのステップ五を実践する際に立ち会ってきた。メンバーは腰を下ろし、ときには膨大なメモの束らしきものを手に、自分がそれまで犯してきた過ちを打ち明けていく。酒に酔ってどれだけ人を傷つけてきたかを、洗いざらい話すのだ。私を告白の相手に選ぶのは、安全な人間だからという理由が多かった。告白の際の一度きりしか会うことのない人もいた。その人たちにとって、私は打ち明けたあと毎日顔を合わせなくて済む人間であり、そういう私を相手に選ぶのは好都合だった。もし、配偶者、友だち、同僚、隣人を相手に、自分の恥ずべき行状を打ち明けなければならないとしたら、ずいぶんつらいことになっていただろう。ただし、〝誰か〟に包み隠さずオープンにすることは、必要であり重要だった。

私たちの多くは依存症を抱えている。それは、アルコール、麻薬、チョコレートなどの特定の物質に対する依存とは限らない。セックスやランニングのような活動への依存もあれば、食事を取らない、というネガティブな活動への依存もある。そして、悲観主義、防衛的態度、怒り、非現実的な楽観主義、否定といった思考パターンへの依存もある。いずれにせよ根底にはあるのは恥だ。依存症は暗がりに潜み、私たちの心身を蝕む。

私たちがん患者も、告白にふさわしい相手を選び、第五のステップ「正直に打ち明ける」を実践しなければならない。たとえ秘密が依存症の形で表に現れていなくても、**自分の中でなにかが抑えつけられているような違和感があるとすれば、誰か信頼できる人と向き合って、そのことを突き詰めて考えたほうがいい。**暗がりに化け物が隠れていないかどうか、一緒に確かめるのだ。

回復とは正直になることを意味する。

がんだから、私はオープンに生きる。

９章　新しい方法を試すとき　——行動の修正——

Now that I have cancer...

準備しない

とりあえずやってみる。それが〝なんで〟あろうと。今はもう用意や準備はしない。きっと、これまでさんざん準備に時間を費やしてきたのは、今こんなふうになるためだったのだろう。

荷物や書類キャビネットの片付けに困っているという話をした（181ページの「引き出しを整理する」）。読んだ方ならおわかりだろうが、私はものを取っておくのが好きな人間だ。と言っても、ちゃんとした収集家ではない。記事やら走り書きやらを、いつか役に立つだろうと思って片端から取っておく。ともかく準備を整えておきたいのだ。

ヘレンなら、私がそばにいて手伝ったりしない限り、なんのためらいもなくごっそりゴミ箱に放り込むことができるだろう。だが、私は心配でたまらない。仕分けもせずになにもかも捨てたら、娘や友人の誰かが喜びそうなお宝まで失われてしまわないだろうか。愛犬のワグズが忘れたビスケットだって紛れ込んでいるかもしれない。ワグズはビスケットをプレゼントするのが好きだし、来るべき大規模な犬おやつ飢饉の日に備えて隠しているからだ。

いつだったか、神学者ハルフォード・ラコック博士の雑誌連載コラムで、クッキーのマカロンが大好きな男の話を読んだ。男は書斎のありとあらゆる場所にマカロンを隠していた。本と本の間、ファイルや読んでいない雑誌の間。ところがぼうっとしているものだから、すぐにその場所を忘れてしまう。ときどき、大切に取ってあるものの山をガサゴソかき回している最中に、〝見知らぬマカロン〟を発見することになる。男にとってそれは、思いもよらないうれしい贈り物だ。これを読んで、私も見知らぬ宝物が一個でも掘り起こされずに残っているうちは、死にたくないと思った。

そこで、ファイルや書類といった、昔はとても重要に思えたものの山を調べはじめた。今もその作業はつづいている。楽しいからだ。それに、以前はライナスの毛布のように安心のために手放せなかったものが、今は捨てられるようになったのもうれしい。もう、昔のように引き出しに入れておかなくても、頭と胸にしまっておけば済むものもあるのだ。

それに、人生には、準備を切り上げて行動に取りかからなければならないときがくる。私はすでに人生の第一ラウンドを準備に費やしてきた。がんと闘うという第二ラウンドを迎えた今、行動する時期に入った。

以前は、ものを捨てられないと同時に、道具を持ち歩かないと気の済まない人間だった。車のトランクには常に野球帽とグローブを入れ、いつどこで選手が一人足りなくて困っている試合に遭遇してもいいように備えた。それに、祈りのメッセージが入ったカードも常備していた。たまたま車で通りかかった病院に、会っておかなければいけない人が入院しているのを思い出すかもしれない。そのとき、カードを入れたブリーフケースを持っていなかったらどうする。まあ、ブリーフケースは〝いつも〟持ち歩いているから、そんなことはぜったいにありえないのだが。でも、なにか思いついたときに、ペンと紙がなかったら困るだろう。

で、今の私はというと、診察室で、廊下の向こうから医師がやってくるのを待っている。ここには本も雑誌もない。あるのは、舌を押さえるヘラとか丸めた脱脂綿だけだ。その場所で私は、今こうして〝準備しないこと〟についての考察を深めている。しかも、それを書くための道具すら持ち合わせていない。だから、処方箋を裏返し、先っちょに看護婦の歯型がついたチビ鉛筆で書き付けている。どちらも例の処置用品などを乗せた小さなワゴンの上で見つけたものだが、問題なく使えている。

なにも、保険は解約したほうがいいとか、クシもハンカチも持ち歩かなくていいと言っているわけではない。要するに、**私は自分の魂を信じるようにしている**ということだ。旧約聖書の中でアブラハムが、神への捧げものとして息子イサクの身代わりになる子羊を見つけたように（※25）、私たちに必要なものはすぐそばにある。いや、こう言ったほうがいいかもしれない。むしろ、本当に必要なものとは、自分にはないと思っているものではなく、すでに持っているものなのだ、と。

がんとわかってからの最初の一月や半年のほうが、それ以前の人生を合計したよりも、多く生きてきた気がする。誤解してほしくないのだが、過ぎた年月だってすばらしいものだった。後悔はしていない。けれども、すべては今を迎えるための準備だったように思える。現在の私はもう準備をしない。必要なものはすでに手元にある。**冬のために木の実を蓄える時期は終わり、今こそ食べるときが来たのだ。**

がんだから、私は準備をしない。ひたすら生きるのみだ。

※25　「創世記」第22章より。

贈り物をもらう

化学療法の期間中で、胸にグローションカテーテルはついたままだし、血栓を防ぐ薬で血液はサラサラになっている。こうなると、ちょっとした傷さえも負うわけにいかない。けがしたが最後、血が止まらなくなるおそれがあるからだ。そこで、わが家の排水枡の掃除は近所のジョン・ミルズがする。庭の芝刈りはビル・アレクサンダーの担当だ。そしてある朝、窓の外に目をやると、ロス・ハントと奥さんのポーリーナが、うちの前の歩道に座って花壇の草取りをしていた。

ある年のクリスマスに、愛犬のワグズがプレゼント大作戦に夢中になったことがある。溜め込んだおやつ用の骨のコレクションから、家族一人ひとりに一本ずつそっとプレゼントしてくれた。当時十代だったメアリー・ベスは、自分の部屋にワグズを入れたがらなかったので、ワグズは入り口のところに落としていった。下の娘ケイティへの一本は部屋のじゅうたんの真ん中に、私のは書斎のソファーの上に、そしてもう一本は、ベッドのヘレンが寝ている側に置いた。実に手際がよく、徹底している。やっていることに迷いがなかった。

ワグズの頭には、私たちからなにかをもらったのでお返しをしようとか、なにかがほしいから先に贈り物をしておこう、などという思いはまったくなかったはずだ。たとえワグズとは違ってすごく賢い犬でも、そんなふうには考えないだろう。そんなことをしなくても、ワグズはいつだってほしいものをほしいと（〝ちょうだい、ちょうだい〟のポーズで）言うし、余計なことはいっさい考えない。贈り物をするのも、単純にそうしたいからにすぎない。それは純粋に好意から出た行動だ。だから、〝dog〟は〝God〟を逆から読んだものなのだろう。

私は贈り物をもらうのが下手な人間だ。もらうと借りができるような気がする。プレゼントを受け取ると、ほんの少しだけ自由が損なわれる。贈り物に紐がついていているわけではないが、受け取る側は与える側によって束縛される。ありがとうの一言か、お礼の電話か手紙程度だとしても、常になにがしかの期待がかけられているように感じる。

私たちが、好意――神からであろうと別のところからであろうと――を素直に受け取りにくい理由はそこにある。けれども、**そもそも好意は無償で惜しみなく、束縛せずに与えられるものだ。**好意を受け取っても、なにも損なわれたりしない。お礼の言葉もいらない。信じがたいことだが、世の中にはそういう贈り物、そういう愛の形もありうるのだ。

幸運な人であれば、今までにそんなふうに愛してくれる人が一人や二人はいたはずだ。幼い頃なら、無償の愛を注いでくれるのは祖父や祖母と相場が決まっている。私の場合は祖母だった。けっしてでしゃばるわけでもなく、ただいるだけで、いつも幸せにしてくれ、私のことを愛し、自慢に思い、そのことを隠さなかった祖母。なにがあっても祖母が無条件に愛してくれることを、私は知っていた。だからこちらも、常に祖母を喜ばせようとしたのだと思う。

祖母以外にも無償の愛を注いでくれる人はいたが、その愛を受け入れるのはいつも簡単ではなかった。ところが今は抵抗力が弱まっている。現在の自分には一人でできることなどあまりないからだ。お礼のメッセージを書く力すらない。目下のところ、返済のめどがまったく立たないくらい愛の借りはかさんでいる。傾いた天秤を水平に戻す当ても、今後いっさい誰にも借りを作らないという見通しもないまま、今はただ純粋に必要だから一方的に頂戴している。

がんだから、私は好意の意味だけはなく、好意の現実も学んでいる。今は、贈り物を贈り物として受け取ることができる。がんが恵みをもたらすことがあるとすれば、今まさに、好意という贈り物を受け取っている。

スコアをつけない

読んでいる本の残りのページ数。柔軟体操《ストレッチ》でポーズを保つ秒数。ジャグリングで放り上げたものをキャッチする回数。散歩中の距離や歩数。どれも私は数えない。

愛はカウントしない。愛は魂の声を信じ、からだの声に耳を傾ける。愛は現在と過去を比較することなく、一瞬一瞬を生きる。愛は、正当性を証明するために学歴もデータも実績も自己ベストも必要としない。単に楽しいから読み、歩き、ストレッチする。愛は点数をつけない。

私たちの心のどこかに、点数をつけたがる自分がいる。今までどこにいたかを証明し、これからどこへ行けばよいかを指し示すために、記録をほしがる。メイソンには階級、兵士と警官には等級、学者には地位、学生には学年、組織には目標、企業には売上表がある。野球の統計専門家に聞いてみるといい。ペンシルベニア出身で名前のイニシャルがW、七月四日の独立記念日に三塁打《トリプル》を打った左バッターが何人いるかとか、ウォルター・ウィリアム・ウィンチェルというWの〝三つ重なった《トリプル》〟選手が今季、三塁打を打つ確率はどれくらいかなど。きっとデータを教えてくれるだろう。

ある意味、がんというのは記録をつける病だ。私の場合、一定期間、自宅で免疫賦活剤のレバミゾールを服用しなければならない（レバミゾールというのは、もともと家畜用の駆虫薬だ。私のがんを退治してくれるだけでなく、寄生虫に対する長年の恐怖も退治してくれるとはありがたい！）。

化学療法担当の看護師の監視を受けない代わりに、服用したレバミゾールの量を書き込む表を渡されている。看護師の指示どおり、下痢の回数と血液検査の結果も表にしなければならない。腫瘍科医は計画表をもとに、毎月私にどんな治療をするかを決めている。化学療法がはじまって間もない頃、私は副作用日記をつけていた。どういう種類の、どんなにひどい副作用だったかを、そのつど記録していたのだ。

ところが、化学療法が軌道に乗り出すと、医師も看護師も記録にあまり注意を払わなくなっていった。ちらっと見ただけでファイルにしまい、私自身に目を向けはじめた。ようやく、この私は履歴やデータの塊ではなくなったわけだ。医師も看護師も特に変わったことがないとわかると（がんにまつわるすべてが、もともと変わったことではないかのような話だが）、自分の直感や勘を信じ、私を信用するようになった。魂を信じてくれたのだ。そこで、こちらも記録をつけるのをやめ、自分のからだの声に耳を傾けはじめた。案内役としては、からだのほうがよほど頼りになる。

履歴や記録やデータや点数に意味がないというわけではない。けれども、データに頼って生きていると、データが原因で死ぬ。スコアボードを頼りにするということは、自分が大丈夫かそうでないかを知る手立てを他に持たないことを意味する。それは存在の正当性を証明しなければならない生き方であり、その人は、自分が生産的であるという記録を世間に見せられない限り、生きている権利がないかのように感じるだろう。そういう人が一番がんになりやすい。

私たちがん患者には、おそらく他の誰よりもよく知っていることがある。それは、**人はデータとして生きられないということ、そしてデータは、過去の証明としても、未来の指針としても頼りに**

ならないということだ。統計が示す確率よりも、自分の魂が教えてくれる確率のほうが、ずっと当てにできる。スコアを記録しつづけることよりも、信念を持ちつづけることのほうがずっと大切なのだ。

私たちの中高年ソフトボールリーグ（四〇歳以上の男性対象）には、試合のスコア記録係がいる。だが試合中、その女性はベンチではなく観客席に座り、友だちとコーラを飲んでいる。プレーしている私たちは、いつもスコアがわからない。試合が終わって初めて、どちらのチームが勝ったかを聞かされるくらいだ。教えられても、はたしてどれくらい信用できるものか、さだかではない。それでも、私たちが試合をするようになったのは、単純にやっていて楽しいからだ。相手チームより多く得点することが楽しいわけではない。その手の競争はまったく楽しくないし、命取りになることさえある。

こんなふうに言う人たちがいる。「スコアもつけず、どっちのチームが優勢かも、どっちが勝ったかもわからないだなんて、そんな試合に意味があるのかい？」だが、私たちの場合、試合に出られるなら、それだけで優勢に立っていることになる。戦い終えたなら、それは勝ったのも同然。もしスコアしか知らないとすれば、それはこの勝負の本質を知らない証拠なのだ。

がんだから、私はスコアをつけない。

ばかになろうとする

ばかばかしい歌を作り、ばかばかしい冗談を考える。ジャグリング、ジグソーパズル、模型飛行機作りなどばかばかしいことに時間を使う。イメージを思い浮かべたり、空想したりするのはばかばかしい。ばかになると、世界はなんと驚きに満ちていることか。

昔の私はばかげた人間ではなかった。責任感が強く、手際がよく、生産性が高かった。そのうえ、まじめだった。それはもう、死にそうなくらいに。

今はどう違うのか？　**ばかばかしさには、もっと大きな責任が伴い、効率と生産性が伴う。**そこが違う。まじめでいることのほうが、むしろばかばかしいのだ。

私は、重苦しい話題や嫌いな人たちについて、そして怒らずにはいられない理不尽なことについて、はたまたこの先、世の中がすさんでいく様子（まだすさんでいないとしたらだが）について、まじめにイメージすることができる。自分には解決できない重大な問題について、どうやったらまじめに考えられるかも知っている。

以前の私は、そういうことをまじめくさって想像していた。たとえば、誰かにひどいことを言われた場合に備えて、どう言い返すか思い浮かべた。頭にくる問題をめぐって、架空の敵と言い争った。車が故障したらどうしよう、友だちが死んだらどうしようと、最悪のシナリオを考えては不安におののいた。交通渋滞に巻き込まれやしないか、銀行の窓口で遅い列に並んでしまわないか、と心配した。そうやって、まじめでいることに、ひたすら時間を費やした。おかげで気分が悪くなったほどだ。なんというばかげた生き方をしていたことか！

けれども、今の私たちの場合、ばかげた生き方をしているとすれば、それは健康についてまじめに考えていることを意味する。難病にかかった作家ノーマン・カズンズは、テレビで『三ばか大将』のドタバタ喜劇を見て笑っているうちに、快方に向かっていることに気づいた。医療に携わるまじめな人びとは、そんなのはばかげていると言った。その人たちのほうが、よっぽどばかげているのではないだろうか？

少なくとも、ばかばかしさのおかげで、私は気のめいるような考えを抱かなくて済んでいる。重苦しいイメージというものは、気分だけでなく、からだの免疫力まで落ち込ませる。そういう点では、祈りもばかばかしさと同じ働きをする。自分のためであれ、誰かのためであれ、世界のためであれ、祈っているうちは、なにはともあれ心とエネルギーが祈りにかかりきりになる。だから、具合を悪くするような否定的なイメージも考えもわいてこない。もちろん、祈りだってばかばかしいと考える人もいる。間違ってはいない。祈りはばかばかしいし、ばかばかしさも祈りだ。そして、どちらも私たちの役に立つ。

子どもがあまりにも楽しそうにしていると、とたんに大人は「ばかをやりはじめた」とか「ばかなことはやめろ！」と言い出す。きっと子どもに嫉妬しているのだ。自分たちはばかをやってはいけないのだから、子どもたちにも我慢させようと思うのだろう。「ばかをやろうなどという考えは頭から追い出せ。まじめになれ。大人になるんだ。いいか、人生は苦労の連続なんだぞ。病気になって若死にするくらい、大人なところを見せなきゃだめだ」

同じ病の患者たちがいる、同じ科の二つの病棟である調査が行われた。一方の病棟の患者は他方の病棟の患者よりも回復しやすく、しかも治りが早かった。二つの病棟の間には、一つだけ条件の違いがあった。それは、治りのよいほうの病棟に看護学生たちがいたことだ。私の知っている看護師長は、そういう学生を「おばかな看護師の卵たち」と呼んだことがある。学生たちは、ばかがつくくらいひたむきだった。自分の仕事は患者のプラスになるし、患者は必ずよくなる、という強い信念を持っていた。

たしかに、前向きな態度はプラスに働く。愚直なまでのひたむきさは最も前向きな態度だ。まじめすぎると病気になるが、ばかになると回復する。

イエスは、「子どものように神の国を受け入れる人でなければ、けっしてそこに入ることはできない」と言われた（『新約聖書』「マタイによる福音書」第10章15節、「ルカによる福音書」第18章17節）。そんなばかな。子どもは遊んでいるばかりではないか。私たちは、こんなに一生懸命大人になろうとしているのだ。子どもでいるのをやめるためだというのに、神はいったいなんのためだとお思いなのか？　子どもはばかなことしかしない。生きることがどれだけ真剣な仕事か、ちっとも理解していないのだ。

なるほど、生きるという〝仕事〟か。だが、人生は仕事ではない。損益計算書も収支報告もない。人生は楽しむために与えられる。子どもはそのことを理解している。子どもがやることに仕事という感覚はない。あるのは行動のみ。子どもは自分を取り巻く世界に驚きの目を向け、笑い声を上げ、丘の斜面を転がっていく。

きっとイエスは、子どもっぽい心ではなく子どもらしい心を持っていたのだろう。〝子どもっぽさ〟とは、自分のことや目先の要求のことしか考えない状態を言う。他者とうまく折り合っていくためには、そこから成長しなければならない。一方、〝子どもらしさ〟は、大人になった私たちが取り戻さなければならない、驚きに満ち、笑い転げるほど楽しかった頃の心なのだ。

私たちは、がんだと聞かされると、まず子どもっぽくなりたいと願う。おそろしくて苦しくて、自分のこと以外にほとんど考えられなくなる。回復とは、その子どもっぽさを卒業して、子どもらしさへと成長することだ。だから、がんは、私たちが神の国へ入れるように手助けしてくれる。実のところ、**私たち大人に、とりわけ患者に課せられた務めとは、完全な子どもになることなのだ。**

ばかにならないなんて、実にばからしい。ばかにならなければ、誰も回復しない。幸せな子ども時代を取り戻すのに、けっして遅すぎることはない。

がんだから、私はばかになろうとしている。

なんでもリサイクルする

私が治療を受けているがんセンターには、ロビーにリサイクル品の回収箱がある。「なんでこんなところに？」と、がんではない訪問者は首をかしげる。「患者の皆さんは、生きるための闘いで精いっぱいだろう。熱帯雨林のことに心を痛めている暇などないはずだ。明日のことだって気にしていないかもしれない。だいたい、明日が来るかどうかもわからないのに、そんな人たちに、なぜリサイクルのことなど考えられる？」

だが、がんを患っている人なら、その理由はおわかりだろう。この世界を構成しているものはどれももったいなくて無駄になどできない。カンであれボトルであれ、貴重であることに変わりはない。どの木も一本残らず大切だし、どんなに小さな土地も神聖なのだ。

リサイクルとは、中古の——たとえ擦り切れている——ものでも形を変えて戻ってこられる、生まれ変われるということを象徴している。私たちがん患者にはそれがわかる。

リサイクルは、すべての命がつながっているということを認識する方法でもある。その意味では祈りと似ている。祈りは、愛と創造と絶え間ない再生の源を通じて、私たちと生きとし生けるものとを一つに結びつけるからだ。

マクファーランド家とポンド家を合わせた一族の中で、がんを患ったことのある人は、私の代になるまでたったの二人しかいない。二人ともゆうに八〇歳を越えていた。ところが私の代になると、まず五三歳で突如私ががんに見舞われた。この本を書いている最中に、四五歳の若さで弟が手術を受け、これから化学療法と放射線治療をはじめようとしている。いったいどういうことだろう？なぜ、がんの発症率はこれほど上昇をつづけ、ついにアメリカ人の三人に一人がその言葉を聞かされるまでになっているのか？

原因はさまざま。その一つは、人間が水、土壌、空気、そして魂を汚染してきたことだ。私たちは、自分たちの開発したテクノロジーで世界を住みにくくし、その挙句に、世界が一つながりであることを痛感させられている。この世のどこかに物理的なものであれ、精神的なものであれ、がんを引き起こす原因があるなら、安心していられる人間は一人もいない。血縁の健康歴や住んでいる場所や経済的地位を盾に、自分はがんにならないと言いきれるものではないのだ。誰もがこの汚染された世界に一緒に暮らしているのだから。

リサイクルは責任を取ることの象徴でもある。自分の命に対してはもちろん、自分が共有するあらゆる生命に対してということだ。それはまた、未来への希望を表現する方法でもある。

そのうえ、私たちがん患者は、みずからの命で実践しようとしているのだから、リサイクルを理解できないわけがない。

作家ルーエル・ハウの子ども時代の話を聞いたことがある。ハウはアメリカの太平洋岸北西部で育った。あるとき失業したハウの父親は、森の中で自給自足の生活をはじめることにした。ありったけの財産を持ち、一家は、かつて材木の切り出しに使われていた小屋をめざして、草木の生い茂った伐採道路を何マイルも歩きつづけた。ところがある日の早朝、一行がたどり着かないうちに、その廃屋は火事になり、中にあったものはすべて焼けてしまった。

当時十代だったルーエル少年は、父親と一緒に道を引き返し、テントや食料の売っている町まで出かけた。一日がかりでようやく森に戻った二人は、母親が下の子たちを連れて周辺の探索に出かけていたことを知った。母たちは錆びついた空き缶、野の花、木の切り株を見つけていた。摘んできた花は空き缶に生けられ、切り株の上に置かれている。母たちは、テーブル代わりのその切り株を囲んで遊んでいるところだった。その真ん中にはちゃんと美しい飾りまで用意されているではないか。

ルーエルの母親は、絶望的な状況を希望へと再生させたのだった。

がんだから、私はなんでもリサイクルする。これを習慣にしたい。ルーエル・ハウの母親が絶望を希望へと再生させたように、私もこの命を再生させたい。この世界も、それを構成しているさまざまな部分も、もったいなくて無駄になどできないのだ。たとえいつか自分がその世界の一部でなくなる日が来るとしても。

治療コストが気になる

もちろん、私と家族の負担ばかりではなく、保険会社や医療制度全体にかかる負担も気がかりだ。けれども、とりあえずは自己負担分のことと、保険の限度額を超えたらどうなるかという疑問が先だ。治療費以外にも交通費や食事代がかかるし、たまには泊り込みもあるので、その宿泊費もかかる。その支払いだけで貯金を使い果たしてしまったら、いったいどうなるのだろう。

不安は免疫力を低下させ、回復の妨げになるから心配するなと言われている。だが請求書の枚数は増えていく一方だし、治療が終わったら、また働けるのかも、自分にできる仕事があるのかもわからない。こんな状態で心配しないでいられるだろうか？

私の入っている保険は補償が手厚いほうだ。それでも、なんでもかんでもカバーしてくれるわけではない。そんな保険はどこにもあるまい。患者の多くは、補償のお粗末な保険にしか入っていないか、もしくは保険にはまったく入っていないかだ。何十万ドルもヘソクリしている人だって、そうはいないだろう。

ではどうするか？　宝くじを買う？　宝くじの広報担当で俳優のエド・マクマホンが、巨大な賞金小切手のパネルを持って訪ねてくるのを待つ？　義弟に長期の借金を申し込む？

はたして自分は、それほどのお金と、それほどの心配に値する人間なのだろうか？　自分の病気のせいで、他の人に保険料の負担増を強いることになるかもしれない。そんなことをしてもらうほど、私は世に貢献しているだろうか？　家族は、新しいコートや休暇旅行やケーブルテレビを我慢してまで、私の通院のために時間を割き、化学療法の副作用を緩和させる治療費や薬代にお金をつぎ込まなければならないのだろうか？

それほどのお金をかける価値のある人間とは？　法王？　大統領？　人気司会者のオプラ・ウィンフリー？　高視聴率を稼ぐジャーナリストのジェラルド・リベラ？　ミッキーマウスショーのディレクター？　私たちにとって、いてくれないと困るが、いずれいなくなったら、なんとかやっていくしかない人。そんな人がいるだろうか？

そういうふうに考えると、私は他の誰よりも重要ではないかもしれないが、他の誰とも同じ程度には重要なのではないか。

私たちは各自、舞台に上がり、自分のせりふを言い、また舞台から降りていく。他の人よりもいいせりふをもらう人もいるが、そもそも舞台を作ったのは私たちの中の誰でもない。そのうえ、観客を集めたのも私たちではない。舞台装置を少し動かして、別の役者に道を開けてやったり、つまずかせたりはできる。アドリブを入れたり、とちったりすることもある。けれども、私たちにできるのはそこまでだ。台本を書いたのも自分ではないから、結末はまったくわからないのだ。

人の存在理由を決めるのは、人生でどれだけものを生産し、効果的かつ効率的に生きているかではない。生産とはふつうは好ましいものだが、ぜったいとは限らない。なんのためにもならない核兵器、化学兵器、神経兵器の生産に膨大なお金を費やしてきたではないか。効率もたいていは好ましいものだが、必ずではない。ナチは死に関しては、おそろしいほど効率的だった。手際の悪いディスカウントストアのレジ係が強制収容所の担当者だったら、世界はもっとましな場所になっていただろう。

私がここにいるのは、それが自分の居場所だからだ。神が私をここに置かれた。私は創造の一部なのだ。その私に少しばかりよいことができ、なにかを返せるなら、それはすばらしい。でも、神が私をこの世に送り出した理由はそこにはない。私をここに置かれたのは、この世の一部にさせたいからであって、この世に対してなにかをさせるためではないのだ。

この世には有用だからという理由で存在するものはない。ただここにあるから、あるだけ。それは、サイもクモもワシもヒトも同じことだ。もし、生産性と効率の邪魔にならず、〝使える存在〟である間だけ、この世にいられるのだとしたら、この私はお払い箱にされても文句は言えない。今の私は、使える存在というより、〝使っている〟存在だからだ。

私はまだ心配している。でも、心配するのはお金の工面の方法だけだ。社会への貢献度に見合うだけの医療費を使うべきか否かは、もう気にしなくていい。別に単純化しようとしているのではない。自分を取るか、社会を取るかという難しい選択があることはわかっている。けれども、神は私たち一人ひとりをお互いと同じくらい重要なものとして創られた、ということもわかっている。私たちは、神のものであり、お互いのものである。だからここにいるのだ。

がんだから、私はいるべきところにいる。自分の周りの世界を眺めるうちに、そのことがわかった。

このからだの中に住んでいる

そうではない人が多いが、自分もその一人だった。かつての私は、からだを使う脳であって、このからだは、脳をあちこちに移動させるのに便利な道具にすぎなかった。私の知っている深層筋マッサージの療法士によれば、患者の大半は、からだを取り外して預け、マッサージが終わったら引き取りに来たいと考えているそうだ。からだに余計な時間をかけたくない。ましてや、その中に住みたいとは思わないわけだ。

けれども、からだは私たちの住まいだ。しかも神殿でもあるその場所を、私たちはいつもモーテルのように扱っている。人が病気になる根本的な原因は、からだの中に住んでいないことにある。自分の家だと思えばしないはずのことを、からだに対してやっている。

こんなふうに言う友だちがいる。「よくなりたいのなら、家に帰りなさい。自分のからだに住めばいい」

このからだという家には、広範なコミュニケーションシステムが備わっている。つまり、私の内部には、互いに連絡を取り合っているたくさんの〝I《アイ》〟（私）がいる。脳の中でわが性格を形づくっている〝I〟ばかりが、〝私〟ではないのだ。感情は脳だけでなくからだにも存在するし、痛みの経験はすべてからだのどこかに記憶されていく。一つひとつの細胞には心があり、各細胞が小さな宇宙全体になっているのだ。ちなみに、国立精神衛生研究所で脳生化学部門を率いているキャンディス・パート博士も、「からだは心が表に現れたものです」と言っている。

からだの一部分が酷使されたり、軽視されたりすると、他のすべての部分に連絡し、どんなにひどい扱いを受けているかを訴える。すると他の部分もそろって怒り出す。というのも、からだの〝I〟は人間同士とは違って、お互いのつながりをけっして忘れないからだ。互いに依存しているから、一部が具合悪くなれば、全部が命を落としかねないのを知っている。

今の私は、自分のからだに語りかけ、からだの言うことに耳を傾けている。各部分に調子をたずね、文句はないか、他の部分の助けは必要ないかを確かめている。痛かったり苦しかったりする箇所があれば、手を当てる。そうやって触れて、からだの各部分をつなげて癒すのが、手の役目だからだ。誰かにするのと同じように自分のからだを扱ってやると、驚くほどよく反応してくれるものだ。

回復するためには、自分のからだを道具扱いするのはやめて、わが家と思って住まなければならない。

私は今、そのからだの中に帰宅している。以前は、風呂に入るのも、着替えるのも、食事するのでさえも、あわただしく済ませていた。ランニング中であろうと、座っているときだろうと、シャワーを浴びている間だろうと、そうやってからだを使っているときは、同時に脳も有効に働かせずにはいられなかった。単にからだにいいことをやっているだけでは、十分ではないように思えたのだ。なにか〝生産性の高い〟ことをしたかったし、効率的な人間でいたかった。

だが、今の私はからだのことも忘れない。からだがなにかをしているときは、それにちゃんとつきあう。立ち止まって、からだが気に入っているかどうかを確かめる。痛みの真っ最中でさえも、私はからだの中に住んでいる。

がんセンターの廊下の先にある部屋から、小さな子どもの声が聞こえてくる。その子にはよくわかっているようだ。何度も何度も「注射はやだよ」と泣き叫んでいる。おチビさん、よくぞ言った。きみはからだの中に住んでいるね。からだがどう感じ、なにを必要としているかを、きちんと周囲に知らしめている。その調子でいけば、きっとすぐによくなるだろう（そのまえに、お父さんやお母さん、お医者さんの気がふれるかもしれないが、それは向こうの問題だ）。私は、きみほどからだの中に住むのがまだ得意ではないが、頑張っている。

体外離脱体験に感動する人は多い。私もその一人だ。けれども、体内経験にはさらに感動している。それは、**自分のからだの中に住んだときに初めて体験できることだ。**その体験が回復を手伝ってくれる。

がんだから、私はこのからだの中に住んでいる。

笑う

それも、たくさん。

もちろん、くすくす笑うことさえ難しい不安と落胆ばかりの日もあるけれど、どんなユーモアも私はいつだって大好きだ。今は、虫網を持って笑いを探しに出かけるほどだ。

私たち患者が笑う理由はたくさんある。まず、健康にいいから。難病を克服した作家のノーマン・カズンズだって笑いを勧めている。むしろ笑わないでいるほうが不可能に近いときさえある。

それにしても、こちらを脅かすためではないかと思うようなユーモアでさえ、なぜ私たちは笑い飛ばすのだろう?

ある医者ががん患者に「あと半年です」と告げると、患者は「でも先生、半年じゃ治療費も払えませんよ」と答えた。すると医者は「それなら、あと一年です」と言った。この手の冗談を、なぜ私たちは笑うのだろう? 死に直面しながら、どうして人は笑えるのだろうか?

もっとも、死と顔を突き合わせたりしたら、他になにができるだろう? 腫瘍科で最初に私を担当してくれた看護師のキム・ワグラーは、がんという病と化学療法とのつきあい方について手ほどきしてくれた。私にとってそれと同じくらい救いになったのは、キムの元気さと明るさ、そして、こちらがつられるくらい笑い上戸なところだった。それから数カ月後、キム自身もがんになった。

乳がんだった。〝よく笑う娘《こ》〟として知られるキムによれば、告知から間もない頃に笑いのツボにはまったのは、ブラックユーモアだったそうだ。がん患者向けのソープオペラ『若くして胸もなく』のことを教えてくれたのも彼女だ。その手のジョークに乳がん患者が笑えるのはなぜだろう？

　こうした疑問に対する答えは二重構造だと思う。まずは、他の選択肢よりも笑いのほうがましだということ。余命が半年しかないとしたら、あるいは、欲深い医者の言うとおり一年だとしたら、泣き言を言いながら、心に泥沼を抱えて過ごすより、笑いながら、心で歌を歌って過ごすほうがいいのではないか？

　二つ目は、がんには、あまりにもおそろしいシリアスな側面があるということ。自分はどうなってしまうのか？　ひどく苦しむのだろうか？　愛してやまない人生の宝物も、死によってすべて終わりになってしまうのか？　そういうシリアスな問題を考えていると、事態はさらに悪化する。苦しみについて悩んでいると、たいていは苦しくなる。笑ったからといって不幸から逃れられないかもしれない。だが、それは悲観していても同じことだ。

　数年前から、ある友人が、週に七〇時間も働かなければならない、シリアスで責任の重い要職に就いている。以前はとびきりユーモアあふれる人として知られていて、私ともしょっちゅう冗談を言い合う仲だった。あるとき私は、雑誌でまさに彼の仕事のことをやんわりとからかうような愉快な記事を見つけた。ちょっと笑わせてやろうと思って切り抜きを送りつけたのだが、返ってきたのは、まじめくさった、敵意さえ感じさせるような手紙だった。「記事を返送します。このようなユーモアのわかる人がいるなら、その人に差し上げてください」。私はこの友人のことを案じている。

彼のために祈ってもいる。仕事のせいで笑いを忘れ、とりわけ自分自身を笑うことができなくなってしまった彼の代わりに、この私がなんでも笑うようにしている。笑えないのは病の前兆なのだ。

笑いが私たちの持つ一番いいところを引き出すことは、すでによく知られている。**おなかを抱えるような大笑いは、本当に、からだの自己治癒力を引き上げてくれる。**ことわざの「笑いは百薬の長」は科学的に証明されているのだ。少なくとも「百薬の長の一つ」に数えられるのは間違いない。

手術でおなかの西海岸から東海岸まで切り開かれた直後は、さすがに抱腹絶倒するのは無理だったので、微笑みとくすくす笑いで済ませた。特に痛みが最悪なときは、どんなスタイルだろうと笑ったほうがいい。治癒力を引き出すだけでなく、痛みという悪魔を笑い飛ばしてやれる。

ユーモア講演家のアレン・クラインは、『*The Whole Mirth Catalog*（笑いのカタログ）』を発行している。がんになった妻を笑わせようといろいろ試しているうちに、ユーモアの収集家になった人だ。クラインは、アメリカがん協会で開いたセミナーで、私たち出席者を午後じゅうたっぷり笑わせてくれた。さっそく私は、カタログで笑いのカセットを注文した。名前のとおり、いろいろな人の笑い声が入っているだけのカセットだが、落ち込んだときは、それをラジカセに入れて、スイッチを押し、ボリュームを上げる。すると家じゅうが笑い声で包まれ、たちまち自分も笑い出す。これがとてもいい感じなのだ。

ところで、聞いたことはあるだろうか。こんなおかしな話……。

がんだから、私は笑う。それもかなりたくさん。

いつも一番よい服を着る

新しく買った〝冒険家〟風のつば広帽。茶色のデッキシューズか、真っ白なリーボックのスニーカー。おしゃれなマドラスチェックのシャツ。木製ボタンの並んだ、〝アンティーク調〟の緑色のカジュアルなフード付コート。

これは人類にとって大きな前進だ、と妻と娘たちは言う。がんになるまえ、私が着るものを選ぶ際の方法は二つだった。一つは、色、形、スタイルに関係なくクローゼットの一番手前にあるものを着る、という方法。もう一つは、一番手前にあるものが新しすぎる――買ってから一〇年未満の――場合、一番奥にしまいなおして、特別な日のために取っておく、という方法。

そして今、その特別な日がやってきた。今日以上に特別な日など思いつかないくらいだ。明日があるとすれば、それも特別な日になるだろうが、今この瞬間ほどふさわしいときは、けっしてめぐってこないかもしれない。だから今日の私はオートミール柄のセーターを着ている。もし明日が来たら、あの高級感あふれる、新品のコーデュロイ製ブレザーを探そう。皆さん、ご覧ください。この私がファッションに命をかけているのですよ！

もちろん実際にはそんなことはない。私が命をかけているのは愛だ。一番よい服を着るのは、今こそが愛にふさわしいときであると言いたいから。母は「本当に特別な日が来るまで、よい服は着ないでおきなさい」と教えてくれたが、あのとき母は私を愛していたにちがいない。どのみち、私の子ども時代には、特別な日に限らずいつだって一枚の〝ましな〟シャツと一足の〝ましな〟靴しかなかった。手持ちのものを大切に使わなければならない時代だったのだ。あの当時、次にいつ新しい服が手に入るかを知っている者などいただろうか？

最近の私は、**自分にあと何日残されているかよりも、自分の服のことに詳しい。**私があと何回シンシナティ・レッズのチームキャップをかぶれるかなんて、誰にわかるだろう？　ワールドシリーズまで新品のまま取っておいても意味がない。今日この日、私はレッズのファンなのであり、そのことを世間に知らしめたい。そして、今日この日、人生と愛のファンでもあり、そのことも世間に知らしめたい。町で誰かが私を見かけたら、「ああ、あの人にとって、今日は特別な日なんだな」とわかってほしい。

ベトナム戦争の話で強く印象に残っているのは、兵士たちが野戦食の缶詰のうち、いつも真っ先に桃缶を食べたということだ。一番おいしいものを食べないうちに、戦いで命を落としたりしないように。たぶん、そこから「人生は短い。デザートから食べよ」と言われるようになったのだろう。

イエスが婚礼の宴をたとえに用いたことをご存知だろうか？（詳しくは『新約聖書』「マタイによる福音書」の第22章13〜14節を読んでいただきたい）。婚宴を催した王は、礼服を着ていない者が一人いることに気づいた。主催者に対する侮辱と受け取った王は、側近たちにその男を「外の暗闇に放り出せ」と命じた。「これは主が設けられた日である。この日を楽しみ喜ぼう」（※26）。ならば、喜ぶのにふさわしい身なりを整えようではないか。婚宴のための礼服を着よう。私たちは、永遠の今という宴に招かれたのだ。もっとよい宴に招待されるまで、もっと特別な日が来るまで待っていても仕方がない。**宴に招かれているのは今このときなのだ。**

さあ、とっておきの新しい服を出そう。とびきり派手なネクタイをしめよう。今日が〝その〟特別な日なのだ。自分は一度しか着られないだろうって？　そう思うなら、なおさら特別だ。その服を次に着る人が誰であれ、喜んでもらってくれるだろう。あなたのお下がりならば特別うれしいにちがいない。

復活祭のパレードでは、私を探してほしい。きっと、クロコダイル・ダンディー風の帽子に、青と赤のラグビーシャツ、大きなカーゴポケット付きの茶色のズボンといういでたちだろう。

がんだから、私はいつでも一番よい服を着る。

※26　『旧約聖書』「詩篇」第118篇24節より。

からだの声を聴く

もちろん、以前から耳を傾けていた。誰もが皆、ある程度はそうしている。からだの言うことは聞かないわけにはいかない。疲れれば横になるし、足が痛ければ引きずる。胃がむかつけば中身をひっくり返す。ずきずきする頭痛、背中の痛み、肩こり、どれもこれも「聞いてくれ」というからだの叫びだ。そうやって呼ばれたら、応じないわけにはいかない。

ただし応じるといっても、たいていそれは、痛みから逃れ、からだのその部分からなにか言われてももう聞かないようにするためにすぎない。基本的に、私たちはからだのことは考えずにいたいと思っている。黙っていてほしいのだ。それは、親が子どもに、「大人と一緒の席にいてもいいけれど、静かにしてないとだめだよ」と言うのに似ている。

だが今の私は、からだを黙らせようとはしない。**痛みを通じてからだが言おうとしていることに耳を傾けるようにしている。**病気はメッセージだ。痛みを取り除いてほしいという訴えばかりではなく、命を癒してほしいという訴えでもある。

もちろん、からだだって痛いのはいやだろう。痛みを使って語りかけてくるのは、私たちに原因を解決してほしいからだ。ある男は、あまりにもねじれた生き方をした末に亡くなり、埋葬の際に友人から「地面にだってねじ込まないと入らない」と言われたそうだ。こんな言葉が墓碑銘になったら、ぞっとしないだろうか？　からだの言うことに耳を傾けなかった男、ここに眠る。
私は、からだからのメッセージを聞いている。だが、それだけではなく、からだの証言、命の本質に関する陳述にも耳を傾けている。からだが如実に示していることの一つは、命が一つながりのものだということだ。

娘たちがまだ幼稚園に通っていた頃、私は家庭内事故に見舞われたことがある。スプリング式の網戸を巻き上げようとしている際に、輪っかの部分に両方の人差し指がはまってしまい、そこへ重いガラス製の防風パネルが突然下りてきた。ものすごい勢いだったので指を抜く暇もない。ガラス戸はギロチンの刃のようにドシンと来て指先をつぶした。耐え難い痛み。知っている限りのありとあらゆる汚い言葉を吐いた。口にするのでさえ、とうていはばかられるような言葉ばかりだったが、それを全部並べても足りないくらい痛かった。

指先は、何週間もぺったんこで紫色のままだった。ズキズキを和らげるため、肩より上の高さでまっすぐに上に向けておかなければならない。娘たちはそばに座り、舌打ちしながら同情を示してくれた。一人が「パパはぜんぶダメになっちゃった」と言った。

たしかにそうだ。からだ全体から見れば、何十分の一程度の小さな部分が傷ついただけなのに、私の全部がダメになってしまった。全身が同じ一つの痛みを共有している。治癒には全身が専念しなければならない。一部だけが傷つきながら、からだの他の部分は無事というわけにはいかないのだ。

命は一つながりであることに明らかに関連して、からだがもう一つ如実に示しているのは、愛だ。愛、安らぎ、喜びという感情はからだを癒すが、憎悪、分裂、恨みはからだを壊す。自然は、根底のところで、なにを求めているかを私たちに伝えようとしている。私たちがなんのために生まれてきたのかを、からだの反応によって知らせているのだ。もし、憎悪に満ちた不平屋になるために生まれてきたのだとしたら、争えば争うほどからだは元気になるはずだ。だが、実際はそうではないだろう。からだは愛と幸福によって元気になるのだから。

からだが証言し、それに私が耳を傾け、全力で応えるのは、私たちが愛によってつながりあうために生まれてきたという事実だ。

私には、文字どおり病めるときも健やかなるときもつきあってくれ、正直に真実を話してくれる親友たちがいる。つまり、からだの各部分だ。「なあ、きみがなにをやっているのか、いないのかは知らないが、痛くてたまらない。きちんとしてくれよ」そう、語りかけてくるのだ。

もちろん、私には謝るしかないときもある。たとえば、化学療法の期間中など、からだじゅうから「いったいなにをやっているんだ？」という声が上がると、「今はつらいかもしれないが、長い目で見れば、みんなのためになるんだから」と説明する。するとからだは納得し、「そうか、それならわかった。協力しよう」と言ってくれる。

そうやって、私はからだと会話するのだが、がんになった今はしゃべるよりも聞くほうが多い。こうして親友の言葉に耳を傾けていると、驚くほど多くのことがわかってくるものだ。

がんだから、私はからだの声に耳を傾ける。

10章 〝ノー〟と言うべきとき ——人とのつきあい方——

Now that I have cancer...

メガホンを片付ける

クローゼットの一番奥にメガホンを突っ込んだ。それと一緒に、白と茶のコンビシューズ、大きなニコちゃんマークの入った黄色いセーターも。なんのことかピンときた人？　そう、チアリーダーはもうやめたということだ！

いろいろな人——友人、家族、仕事仲間から、町ですれ違う人まで——が、がん患者にはチアリーダーでいてほしいと期待する。「フレー、フレー、フレー」と叫びながら、高く飛び上がり、「調子は最高、絶好調！」と言い切ってほしいのだ。

むしろ、今の私はソファーに沈み込んで、「オエー、オエー、オエー」とつぶやきながら、「調子は最低、絶不調」と泣きたいくらいだというのに。

チャールズ・シュルツの漫画『ピーナッツ』で、いつも沈着冷静なライナスがチャーリー・ブラウンに向かって、自分は大きくなったら予言者になりたいという場面がある。するとチャーリーは「そりゃすごい。でもさ、予言者ってたいてい偽物だったりするよね」と答える。「なら、一生懸命なニセ予言者になるってのはどう？」とライナスは問いかける。

一生懸命！　それこそがチアリーダーの特徴ではないだろうか？　ところが、一生懸命さだけではどうにもならない。てんで好ましくないことに関しても、人間は一生懸命になれるのだ。ニセ予言者だってすごく一生懸命になれるが、偽物であることに変わりはない。

誤解しないでほしい。私の親友の中にもチアリーダーをしてくれている人たちがいる。こんな今だからこそ、チアリーダーにいてほしい。

友だちが、私の健闘を称えるお決まりのエールを送ってくれると、とてもうれしい。「2、4、6、8、すばらしいのは誰?」

妻から、愛しているという言葉をかけられ、これほど私の存在を近く感じているのは初めてだと言ってもらうと、たちまち元気がわいてくる。

「うちの夫は奇跡! あの人は夢! われらがチームの頼れるキャプテン!」

化学療法の看護師には、私の名前を書いた大きな旗を掲げて、治療室を三周駆け回りながら、叫んでほしい。「押し戻せ、押し戻せ、思いっきり押し戻せ!」

自分のチアリーダーから抱きしめられたり、背中をポンと叩かれたり、言葉で勇気づけられたりすると、たまらなくうれしい。愛という名の雲の上まで飛んでいけそうな気分になる!

私がその人たち一人ひとりを応援する側に回ったこともある。それに今だって応援はやっている。ただし自分自身への応援ではない。私にはその人たちの応援が必要だし、向こうも私の応援が必要だ。ところが、一人の人間に患者とチアリーダーの両方を同時に期待すると問題が発生する。私には自分への応援はできない。

私にとって健康的で自分らしいのは、今の気持ちに正直になることだ。黄色いコーデュロイのズボンと白い靴下を履いて、万事オーケーなどと言うことではない。今の私にうそを期待する人がいるとしたら、フェアじゃない。

思い浮かべてほしい。マラソンの走者が、コースの最後に満員の観衆が待つスタジアムに入ってくる。スタンドへ視線を向けると、何千人もの観衆が声援を送るでもなく見つめている。そして口々に「大丈夫でしょう？　具合が悪くなんかないよね？　無事にゴールできるところをちゃんと見せてほしいよ」などと言う。ところが、走者はまったく大丈夫などではない。長く苦しい道のりをやっとの思いで乗り越えてきたのだ。それなのに、観衆に手を振り、大声で「大丈夫ですよ」と答える。そんなことをやっているうちについには息が切れて、他の選手に次々と追い越され、がっくりと膝から崩れ落ちるのだ。

あるいは、こういうのはどうだろう。走者がふらふらの状態でスタジアムに入ってくる。すると突然、観衆が立ち上がって大声援を送りはじめた。激励の嵐が走者を包む。エネルギーの波がどっと押し寄せてきて、走者を奮い立たせゴールへと向かわせる。本人は、自分の足が地面をけっていることすら気づいていない。胸を張り、疲れきった肺から空気をふり絞る。走者にはわかっている。たとえうつぶせに倒れたとしても、自分は勝者なのだと。

私たちは、チアリーダーをやりながら同時にランナーとして走ることはできない。もちろん励ましは必要だが、それは他の人からしてもらいたい。自分の力は、レースそのものに投入しなければならないからだ。

がんだから、私はチアリーダーではなく、ランナーに専念する。それでいいと思う。

友だちの頼みを聞かない

まったくというわけではないが。

精神科医のジョージ・F・ソロモン博士によれば、自分自身に簡単な質問をすることで長期生存の可能性がわかるという。その質問とは「友だちから頼まれたら、本当はやりたくないことでもやりますか?」というものだ。答えが〝イエス〟ならチャンスは消える。なぜなら、心理学者のリディア・テモショック博士が言う、がん患者特有のタイプC行動パターンに当てはまるから。人に優しい、従順である、自分を犠牲にする、敵意や怒りを否定する、感情を表に出さないといった特徴を持つ人はがんになりやすいのだ。これは、子どもの頃に獲得する行動パターンだ。だが、私には、がん患者を救ってくれる行動パターンに思えるのだが、どうだろう?

私たちがん患者はいい人でありたいと思う。ところが、なぜか医者たちは口を揃えて、そういう態度が問題だと言う。患者は明るい態度でいるように求められているのではなかったのか。口元をこわばらせながら、頑張って笑みを浮かべる。それ以外に、どうやって明るくできるというのだ。誰かに調子をたずねられたら、どんなに調子が悪くても、明るく大声で「元気です」と答えたほうがいいのではなかったのか? 私たちだって家族や友だちの負担になりたくはないのだ。こちらの苦しみにまともにつきあわなければならないとしたら、みんな愛想を尽かすかもしれないではないか。

私のコミュニティでは、一部の人たちの間で模範的がん患者として伝説になっている男性がいる。その人たちは、「ダンは亡くなるその日まで、ふつうに仕事をつづけていたね。がんだったなんて、誰も気づかなかった」と言う。この言葉を一番聞かされるのは、私が仕事を休んだ日だ。それで、つらつらと考えているうちに、ふと気がついた。たしかにダンは賞賛に値するところの多い人だった。でも、私には模範にならない。彼は亡くなったのだ。

もちろん、誰もがいつかは死ぬことくらいわかっている。亡くなったことでダンを責めるつもりもない。最後の日まで働くことが本人の望みだったのなら、かまわないと思う。それがダンの選んだことなのだ。ただ、私には彼を愛していた人たちのことが気にかかる。真実を知らされなかったことで、軽んじられたように思い、水臭いと感じなかっただろうか。

私は死ぬ日まで仕事をしたいとは思わない。最後の日まで、にっこり笑って大丈夫などと言っていたくない。**最後の最後まで〝生き生きとして〟いたいのだ！**　多少の時間は仕事に割くとしても、長時間はごめんだ。

誰かの頼みに〝ノー〟と言うことで生きられるのなら、これからは〝ノー〟と言おう。つらいときにつらいと口に出すほうが生きられるなら、正直に気持ちを打ち明けよう。世の中の理不尽さに対して怒りをあらわにするほうがいいなら、デモにだって参加する。壊れたように泣きじゃくってでも、大切な人たちにどんなに愛しているかを伝えるほうがいいなら、ティッシュとハンカチのご用意を（〝壊れる〟か。なかなかおもしろい表現ではないか？）。

死ぬのはこわくない（まったくとは言わないが）。同時に、与えられた命を目いっぱい豊かに生きるのをおそれたくもない。**実はがん患者の多くがおそれるのは、むしろ死ぬことよりも、新たな生き方を選ばなければならないことなのだ。**だから、ただひっそりと誰にも気づかれずに消えていくなどということになる。

今の私は、断じて人のためになにかをすることはない。誰かから頼まれて、それが心の平安を損なわずにできることであれば、喜んでする。それだけだ。そうすると気分がよくなる。肝心なのはそこなのではないだろうか？　昔のような義務感からではなく、自分がしたいからする。これからはもう、顔で笑って心で泣いて人の頼みごとに応じる、なんてことはしない。

がんだから、私は人のためになにかをしない。自分の幸せのためにするだけだ。

自分は誰よりもつらい

本当にそう思っているわけではない。だが、こんなことを言うのにはわけがある。**私たちがん患者は一人ひとり違うし、お互い張り合うために病気になったのではない。**そのことを忘れたくないから言うのだ。それに、けっこう耳にする言葉ではないだろうか。もちろん、誰かに「きみよりひどい人はいくらでもいるでしょう」と言われれば、そうだとは思う。自分にそう言い聞かせるようにもしている。でも、人に言われるとカチンとくるのだ。この苦痛が世界で一番ひどい苦痛でない限り、どうでもいいというのか。最悪のケースじゃないと、同情に値しないとでも？

ここは化学療法室だ。私の左側には十代の少年がいて、すぐ隣には少年の母親が、固いプラスチック製椅子の縁に腰をかけ、唇をかみ締めている。二人とも私よりつらそうに見える。患者は年端もいかない少年だし、母親は病気の息子を抱えているのだ。私だって、子どもががんになるくらいなら、自分のがんと闘うほうがましだと思うだろう。親子の顔をちらっと見ると、少年のうつろな表情と母親のしわが目に入る。二人に比べれば、自分は恵まれている。

部屋の反対側の水槽の横には老婦人がいる。オレンジと青の模様の入った小魚たちが、老婦人を楽しませようとしているが、本人には見えていない。目は開いていても、視線は内面に向けられている。つるつるに禿げた頭には、かろうじて左耳の後ろの一角に茶色のもじゃもじゃの髪が残っている。腫れ上がった両脚の先には擦り切れたスリッパ。このご婦人も私よりつらそうだ。

右手にいるのは若くて美しい女性だ。三人の子どもの母親でもある。以前に待合室で見かけたときは、まだ乳房を失うまえだった。そのときは赤いセーターを着ていて、部屋にいた男たちは皆幾度となく目を奪われた。その彼女が今はゆるゆるのスモックをはおり、椅子に腰掛けて背を丸めている。今でも私は幾度となく目を向ける。その視線が、もう曲線美への賛辞ではなく、失われたものへの同情であることを彼女は知っている。それがありがたくもあり、悔しくもある。私よりもつらそうだ。

私は部屋を見渡し、一人ひとり順番に祈りを捧げる。この目とこの魂で語りかけようとする。「私には今日はまだ少しだけ元気がありますから、この元気を皆さんで使ってください」と。そうするのは、その人たちが自分よりつらいことを知っているからだ。

でも、もし今誰かが入ってきて、「ほら、回りを見てみなさい。あなたよりつらそうな人はいくらでもいるでしょう」と私に言ったら、少年も母親も、老婦人も若い女性も、立ち上がって「出て行け！」と叫ぶだろう。「この人も私たちと同じ理由でここに来ているんです。私たちを比較して、優劣をつけるのはやめてください。一人ひとりが誰よりもつらいんです」と。

もちろん、自分が恵まれていることも忘れてはならない。だがそれは、現実に抱えている問題に目隠しをするためでもなければ、「私のほうがラッキーカードの枚数が多い」などと言って競うためでもない。

全員は治らないかもしれないが、がんによって癒しを経験している私たちには、深いつながりがある。他の人にはできない方法で、私たちはお互いを理解することができる。

どうか、私たちを愛するなら、全員同じように愛してほしい。比べないでいただきたい。

がんだから、私は誰よりもつらい。

がんを抱えている

自分でさえそのことを受け入れるのは難しい。だが、どうやら他の人にはさらに難しいらしい。**つまり、がんを認めたくないということに関して、私は自分の気持ちだけでなく、他の人の気持ちとも向き合わなければならないのだ。**

自分の病気に関して、かなり大っぴらにしてきた。同じ人に同じことは言わないようにしているが、ともかくしょっちゅう話している。そうやって大っぴらにしていると、秘密を好物にしているがんという獣から牙を抜きとれる。その獣がおそろしく思えるのは、暗闇に潜んでいるからなのだ。だから自分と相手の双方のために、私は牙を抜いている。ただし、中にはそれをありがたがらない人もいて、私に口をつぐんでいてほしいと思うらしい。足を捻挫した程度に振舞ってくれればいいのにと、あの手この手ではっきり伝えてくる。

多くの人にとっては、なにごともないかのように振舞う患者が理想らしい。「がんになったあなたとどう接したらいいのかわからない。だから、がんではない振りをつづけてほしい。私を悩ませないでくれれば、あなたを嫌いにならないし、立派な態度だとほめてあげよう」とでも言っているようだ。

これが、かなりのプレッシャーになる。暗に脅されているようなものだ。がんを否定したいという向こうの気持ちにつきあわないと、自分までが否定されかねない。相手はすっかり逃げ腰になり、互いの間にできた亀裂のこともがんにかかったことも、すべて私のせいにしてくるかもしれないのだ。やれやれ！

中には本当に退散してしまう人もいる。私の知っているがん患者は、夫から「ぼくにはどうしようもない」と言われ、出ていかれた。〝ぼく〟にはどうしようもない？ では妻はどうなるのか？ そんな夫ならいないほうがましだと言いたいところだが、がんになった今だからこそ、友だちも家族も必要なのではないか。だから、相手にしがみつくために必要なことはするのがふつうだ。たとえ、そうは見えないように振舞うとしても。

一〇年間もがんを患いながら、家族の誰にも言わなかった男がいるそうだ。セールスマンだったので、出張で町を離れるときに化学療法を受けていた。年に一度ミネソタ州のメイヨークリニックまで足を運ぶ際も、周囲の人間には狩りに行くと言っていた。プライバシーをひどく気にする人間だったのか？ それとも家族を守りたかったのか？ あるいは、みんなの反応がこわかったのか？ 家族や友だちに〝ふつう〟にしていてくれと求められたら、どうすべきか？ 患者の中には、家でかつらをかぶらなければならない人もいる。吐き気がひどくて立っているのがやっとでも食器を洗い、化学療法のスケジュールをずらして子どもをピアノ教室へ送り、具合が悪いときは家族に姿を見せないようにする、そういうことをしなければならない人もいる。

だが、**そもそも以前と同じであるわけが〝ない〟のだ。**相手がお手上げだと言うなら、それは相手の問題だ！ 認めたくないという気持ちにつきあっても、その人のためにならないし、きっと自分のためにもならない。今の私には他人の期待に応えられるほどの余裕などない。少しでも力があるなら、病人ではない振りをするためではなく、すべてを回復に注ぐべきだろう。ただ黙ってこの世を去り、葬式のあとでみんなに「なかなかの演技派だったよね。おかげでいやな思いをさせられずに済んだよ」などと言わせるわけにはいかないのだ。

イエスは、ファリサイ派の人びとを相手に似たような問題を抱えていた。弟子ヨハネによれば、イエスは生まれつき目の見えない男を癒されたが、ファリサイ派の人びとは男が盲目のままでいればいいと思っていた。彼らは、イエスの癒しの行いを自分たちの罪に対する裁きと見なした。もちろん実際にそうだったのだが。

「私たちも見えないということか？」とファリサイ派の人びとが問うと、イエスは答えた。「あなたがたの目が見えなかったのであれば、罪はなかったであろう。だが、今あなたがたは『見える』と言っている。だからあなたがたの罪は残るのだ」（『新約聖書』「ヨハネによる福音書」第9章40～41節）。

私たちも病気ではないと言っているうちは、癒されることはない。他人に求められるがまま病気を否定していれば心を殺すことになるし、おそらくは肉体の命までも奪うことになるだろう。**現実を認めたときに初めて、私の心もからだも快方へと向かうのだ。**

私はがんだから、がんなのだ。現実に目を向けよ、偽善者たちめ！

口をきいてくれない人もいる

人によっては、私に会おうとさえしなくなる。くたびれたオヤジにしては、かなりいい線いっているのにもったいない！　見た目はたいして変わっていないはずだ。たしかに髪は少し薄くなった。化学療法のせいで唇は赤く腫れているし、同じ理由で目はやや細くなった。腹には大陸を横断するように手術痕が残っているが、誰に見せるわけでもなし。胸につけているきれいなブルーのカテーテルだって、人には見えない（下の娘は熱狂的なシンシナティ・レッズのファンだが、そのカテーテルを見て一言「あらやだ、ドジャー・ブルーじゃないの！」と叫んだが）。

私に触れようとしなくなる人もいる。「ふれあいの時間」（152ページ）で話したとおり、がんによって壊されたことで、私たちは、ある人たちにとって触れやすくなった。だが一方、触れるのをためらう人たちもいる。がんが伝染するのをおそれているから？　まさか。今どきそんなことを信じている人はまずいないだろう。ただし、私たちがん患者には、人を不安にさせるなにかがあるらしい。私の参加しているサポートグループで、ある男性が話してくれた。ファーストフード店でテーブルに着いたとたん、隣のボックス席にいた男が立ち上がり、一番遠くの席へ移動したそうだ。不思議なことに、がんによって、ある人は私たちに触れるようになり、ある人はためらうようになる。

そうやってためらう人たちは、有名な三匹の猿に似ている。がん患者には会わザル、触れザル、そしてなにより、話さザルだ。

もしかして、まずいことを言ってしまうのがこわいのだろうか？「死に体かと思ったら、案外元気そうじゃないか」なんて口を滑らせるとか？　たしかに、そんなにひどいドジは誰だって踏みたくはない。

けれども、最大の原因は別にあるようだ。**おそらく、私という存在が、誰にでも"こういうこと"は起こりうるという生きた（動きは鈍いが、まだ生きている）見本になるからではないか。**

触れようとしない人でも、いや、触れようとしない人だからこそ、そう思うのではないか。私の存在そのものが弱さの象徴なのだ。とりわけ、以前の私を知っている人にはきついだろう。あの頃はいつもたくましくて健康そうだった。症状らしき症状は一つもなかった。ところが、ある日突然"それ"は起きた。丈夫な私にあることなら、誰にでもありうると思うのだろう。

そういう人たちは、こちらが死について話そうとしても相手にしてくれない。それどころか、痛みや恐怖のことを話題にすると、返ってくるのは「いや、そんな。きっと元気になりますよ」という言葉だ。さらにこちらが食い下がれば、なにも戻ってこなくなる。虎の檻に放り込まれたハンバーガーくらいに、あっという間に視界から消え去る。町でこちらの姿を見かけようものなら、道の反対側へさっさと渡ってしまう。

なんとか話ができないものだろうか。**その人たちは大切なものを失いかけているのだ。**私だってそうだ。

イエスも、裁判で有罪を言い渡され、十字架にかけられ、親しい者たち全員に見捨てられたあのとき、同じ気持ちだったのではないだろうか。弟子たちは話しかけようとも会おうともせず、それどころか、知らない人のふりまでしたのだ。イエスはずいぶん寂しい思いをされたことだろう。

だから私は、十字架の上でイエスが迫害者たちのためにされたのと同じことをする。口をきこうとしない人たちのために祈るのだ。あちらが背を向けるのなら、こちらは陰で神に相談するまでだ。そこで今、神と私で愛の陰謀を企てている。その人たちが私との会話を拒めば拒むほど、神と私の間では話題に上る。相手を変えてやろうというつもりはない。ただその人たちを愛するだけだ。今でも話してくれたらいいのにとは思う。向こうのためになるし、私のためにもなる。だが、聞く耳と話せる舌を持たないうちは無理なのだろう。せめてそれまでは祈ってあげようと思う。

沈黙せし者たちよ、振り向くがいい。その耳に届くのは翼に乗せた祈りの声だ。そら、もう逃がさないぞ！

がんだから、私と口をきいてくれない人もいる。

11章　〝イエス〟と言うべきとき　——人とのつきあい方——

Now that I have cancer...

妻のことを心配する

あなただって、自分を愛してくれる人のことは心配だろう。心配してもなにも変わらないのだから心配するな、と自分に言い聞かせてみる。それでもやはり心配してしまう。これは愛と呼ばれる領域の問題なのだ。

ヘレンの健康のことが心配だ。私を気づかっているうちに、自分まで病気になりはしないだろうか。将来のことも心配だ。私が死んだら、どうなるのだろう。あるいは私があまりに手を焼かせるようになったり、あまりにお金がかかるようになったりしたら？　心の問題も気になる。仕事をつづけながら、私の看病をし、喪失を経験したあげくに、これまでどおり良識のある健全な人間でいられるのだろうか？

このがんという問題は、私自身よりも妻につらく当たっているのではないか。もちろん、おなかを切られたのは妻ではないし、化学療法のあとで便器にしがみついているのも、目がただれて開かなくなっているのも、脚がむくんで歩きづらくなっているのも妻ではない。この私が手術され、化学療法を受け、副作用とつきあって生きているのだ。

けれども、私だけが毎日そうした闘いをつづけているわけではない。**愛という観点から見れば、妻も手術で自分の身を切られたのに等しい。**副作用でつらい思いもしている。

いうなれば、私たちには車の運転席と助手席くらいの違いしかない。シートベルトの登場以前、助手席は自殺席と呼ばれていたではないか。がん闘病のドライブで助手席に座っている人には、今もその呼び名がふさわしいだろう。

ひとたびアクシデントがはじまると、結末は誰にもわからない。凍った路面で車体のお尻が振られたかと思うと、次の瞬間、スピンがはじまる。道路の前方を見るとトラックがやってくる。スピンしながらもハンドルをさばき、なんとか体勢を立て直そうとするが、はたして走行車線にとどまっていられるだろうか。ともかくベストを尽くすしかない――。これが運転席で起こっていることだ。

一方、助手席の人にわかるのは、まずい事態に陥っていることと、自分にはどうしようもないことだ。自分には握れるハンドルもないし、踏めるブレーキもない。操作できるギアもライトもクラクションもない。ひたすら祈りを捧げ、運転手を信じるしかない。

がん闘病のドライブでもそれは同じだ。突然スピンがはじまると、あとはどうなるかわからない。私たち患者は、ハンドルを握りしめ、おびえながら、凍った路面と自分の不注意に腹を立てる。トラックが向かってくるのが見え、まずいことになりそうなのがわかる。でも、ハンドルを握っているのは自分なのだ。少なくともコントロールしようと努力することはできる。

ところが助手席の人はそうはいかない。できることといえば、運転手に頑張ってほしいと祈り、願い、信じることくらいなのだ。万一衝突するようなことになれば、もちろん運転手はハンドルを切り、最大限衝撃を引き受けようとするだろう。だが、助手席の人が巻き添えを食うことに変わりはない。

そういう席に座ると無力感に満たされるにちがいない。ヘレンは私を愛しているから、できることなら自分が代わってやりたいと思っているだろう。メスで切られたり、管を挿し込まれたり、化学療法を受けて吐き気を催したり、毎日、恐怖におののきながら歩いたり、といったことを。**でも身代わりになれるものではないのだ。**ヘレンにできるのは、ドライブにつきあって、私が運転にベストを尽くすように祈り、信頼することだけだ。

そういう恐怖と不安を、ヘレンから取り除いてやれたらどんなにいいだろう！　でもそれはできない。運転しながら同乗者にはなれないのだ。だが、私は私で助手席の妻を信頼しなければならない。ヘレンなら、私の気が散らないように静かにしていてくれるだろうし、ひたすら祈っていてくれるだろう。そして、私が助手席側の窓の外を見るときは、ひょいと首を引っ込めてくれるにちがいない。私には信頼してくれるヘレンが必要なのだ。

すべてが思いどおりにいくわけではない。夜の路面を凍らせたのは私ではないし、この運転能力で、スピンをコントロールできるかどうかという不安もある。この先、例のトラックにタンク一杯分の恐怖をお見舞いされるかもしれない。それでも、私はベストを尽くしている。隣にいるヘレンだってそうだ。

がんだから、私は妻のことを心配する。

贈り物を差し出す

私から人に差し出せるのは、病を患っている自分自身だ。**人に手を貸すことには癒しの効果があるそうだ。**

もちろん、今までだって差し出せる自分があったし、ちょくちょく差し出してきた。それが自分の仕事なので難しいことではなかった。人からもそう期待されていた。だが、牧師にとって、そして教会の信者にとってこれは問題だ。牧師は、どれだけ自分を差し出しているのか。それは、相手が本当に必要としているからなのか、職業上そう求められているからなのか。

病を患っている自分は、今まで差し出してきた自分とは違う。**がんになった人の美しさと神々しさは、この病いになった者にしか見えない。**差し出された自分が受け取られるのは、双方の命に〝穴が開いている〟から。それを埋めるためにお互いを必要としている。

開腹手術と告知からまだ数カ月しかたっていない頃、全国的な教会新聞にちょっとした手記を書いた。タイトルは「病気は人生の一部。回復は私の仕事」。その中で、信者の集会に出ることで、自分が回復していく様子を公開しているという話をした。少なくとも一二カ月の化学療法が終わるまでは、従来とどおりに牧師の役を務めることは難しくなりそうだったからだ。

掲載されると、全米各地から手紙や電話が来るようになった。ほとんどが、がんを患っている人か、その友人や家族だった。オクラホマ州のタルサから電話してきた男性は、ちょうど回復をあきらめかけているところだったが、私の手記を読んで治療をつづける勇気がわいてきたと語ってくれた。アイオワ州の小さな町からかけてきた男性は、がんを患って五年になるが、誰にも話したことがないと言った。私に告白したのが初めてだそうだ。ある女性は、闘病をつづける勇敢な友だちのことを手紙に書いてくれた。きっと、友人の健闘ぶりを内面から理解してくれそうな誰かに知ってもらいたかったのだろう。その他に、患者本人や、患者を愛する人から、祈ってくださいという手紙も届いた。純粋に激励の言葉を寄せたくて、一筆したためてくれた同病者も多かった。

私は、大勢の新しい友人たちと手紙のやりとりをしたり、電話で連絡を取り合ったりしている。お互いに、よい知らせと悪い知らせを、安心と不安とを分かち合っている。孤独の谷は誰もが一人きりで歩かなければならない。だが、お互いにそれぞれの谷を勇敢に旅している魂を感じながら、進んでいるのだ。**つながっているから私たちは強い。同じ病気だから、私たちはつながっている。**

私は牧師の職を二度任じられたような気がする。一度目は、リチャード・レインズ司教、エド・ボース牧師、オーティス・コリアー博士の手がこの頭に置かれ、教会の牧師を任じられたとき。二度目は、フレデリック・ハインズ、ロバート・アロル、アラン・ハットフィールドの三人の医師と、キム・ワグラー、オリビア・パーカー、ベッキー・エリオットの三人の看護師の手が置かれ、がんの牧師を任じられたとき。

もしかしたら読者であるあなたも、医師か看護師に手を置かれ、がんの闘病という神聖な仕事を命じられた一人ではないだろうか？

がんだから、誰かに手を差し伸べることには癒しの効果がある。

右脚の毛が抜ける

でかしたぞ、わが脚よ！ 快挙といえるのではないか？ 化学療法でも私の頭には手が出せなかったのだ。まあ、元から禿げていたので当然といえば当然なのかもしれない。わが一族の男性陣はたいてい、頭が禿げていて別の箇所が毛深い。本人たちはそれがけっこう気に入っている。なにしろ、毛を生やすこと以外にマッチョになる方法を知らないもので。ところが今の私は、毛深い胸、毛深い両腕、そして毛深い〝片方〟の脚ときている！ 夏でなくて本当によかったと思う。

この件について、腫瘍科医と化学療法室の看護師にたずねてみた。「薬の副作用で右脚だけ毛が抜けるなんてことは、あるんでしょうか？」ぜひ知りたいところだ。

でも、医師にも看護師にも心当たりがない。あなたのせいでしょう、とでも言いたげな目つきでこちらを見る。「毎日、散歩をするとき〝両脚〟とも動かしてますか？」

いくら健脚の私でも、片脚で一マイルも歩けるわけがない！

髪の毛は大切だ。違うだろうか？ 私たちの多くは、吐き気や口内炎やその他の副作用よりも、髪が抜けることをおそれている。頭髪の喪失は、それ以外の副作用とは違って必ず発生する。だから、お互いにからかってみたり、ジョークを飛ばしてみたりする。ターバンやかつらや野球帽で飾ったりもする。私たちは、そうやって自分の置かれた境遇を最大限に生かそうとするが、なにも好きでこうなったわけではない。

でも、毛の抜けたのが脚の場合はどうしたものか？　もちろん、隠しておくこともできるが、それではあまりフェアとはいえない。化学療法室の仲間と同病相哀れむためには、短パンを履いて、問題の脚を伸縮包帯でぐるぐる巻きにしようか？　化学療法のせいで頭がビリヤードの球みたいになってしまった少年もいるのだ。前回の治療では付き添いの父親まで頭を剃り上げ、親子で同じ野球帽をかぶっていた。実にほほえましかった。かつらをかぶった人を見ると、私は肩身が狭くなる。それでも、「ほら、この脚を見てくださいよ。私もついにやられましてね」などと言ったら、気味が悪すぎるだろう。

わが人生の最初の三〇年間は頭に毛があった。だが残念ながら、あの頃はたいして意味をなさなかった。バイオリニストでもない限り、男性は皆角刈りにしていた時代だった。なにしろ角刈りには手間がかからない。週に一回床屋に行き、刈り込みバサミで平らにしてもらう。あとは毎朝、自分で頭を撫でてチェックし、伸びてきたらまた床屋へ行く。鏡を見る必要もなかった。

ところが、三〇歳頃から禿げはじめた。角刈りにしていると、禿げた箇所がスポットライトのように浮き上がる。そこで髪を伸ばすことにした。そうすれば、クシで横から撫でつけて隠せる。だが、隠しているのがばれでもしたら、からかわれるのは間違いない。

そこであごひげも伸ばしはじめた。当時は、あごにひげなど生やしていると、少なくとも共産主義のシンパかなにかと見なされた。知り合いはみんな、私の頭部の下側の毛を批判するのに忙しくて、上側にも毛を伸ばしていることに気づかなかった。しめしめ！

ただし、もう一つ問題があった。ひげを手入れし髪を整えるためには、鏡の前で過ごすことになる。そんなにまじまじと自分の顔を眺めるのは初めてだった。なんともショッキングな光景！ てんで気に食わない代物だった。

ある日、バスルームの鏡の前で顔をいじっていると、ドアのところを妻が通りかかった。

「ねえ、ぼくってあんまりハンサムには見えないよね」と私。

「そうね」と妻は答えた。その瞬間私は、妻からまったく違う答えが返ってくるのを期待していたことに気づいた。

「ちょっと待った」と私は呼び止めた。「きみはぼくの妻だよね。こういう疑問には同調したらだめじゃないか」

妻はドアのところへ戻ってきて、柱に寄りかかり腕を組んでいる。

「あのね、自分のことしか見ていないときのあなたって、ぜったいにハンサムには見えないわ。あなたがとってもハンサムに見えるのは、私を見ているときなのよ」

そう言って、妻はにっこりした。私にとって、それはまったく初耳の真実だった。**人は、自分自身にではなく、愛し、愛される人に目を向けているとき、一番輝いて見えるのか。**

では、毛の抜けたこの右脚をどうするか？ そうだ、左脚の毛をクシで梳き流してきて、隠してしまえばいい。ただし、ヘレンには現場をぜったいに見られないようにしよう！

がんだから、私の右脚の毛が抜けた。

偏見がなくなった

もともと人に対して偏見を抱くほうではなかった。少なくとも、肌の色、宗教、国籍といった、従来の線引きで人を区別することはしない。ただし、それ以外の人間の分類に関しては、こだわりがあったことを認めよう。たとえば、保険のセールスマン、麻薬の売人、テレビ伝導師、電話勧誘員、中古車販売業者、電気屋。とりわけ皮肉なのは、偏見を持っている人に対して偏見を抱いていたことだ。

だが、がんになると、偏見になどしがみついていられるだろうか？　**がんは機会均等な病だ。がんには境界線もなければ、国籍も言語も人種も信仰もない。**教師の身に降りかかるのと同じように、大量殺人犯の身にも降りかかる。看護師だろうと、路上生活者だろうと、全米有色人地位向上協会のメンバーだろうと、KKKのメンバーだろうと、がんは区別しない。

母がしてくれたことの中で一番よかったと思うのは、人を判断する際には、着ているものの値段、肌の色、お祈りするときの方向、そういうことを一切考えずに、純粋に一人の人間として見るべきだ、と言いつづけてくれたことだ。もっとも、ある人たちには疑いの目を向けずにはいられない。たとえば、子どもを虐待する人、偽善者、泥酔する人だ。

たしかに、ライフスタイルは一つの違いではある。環境的な要因も。たばこを吸う人ほど肺がんになりやすいし、農薬を扱う人は会計係よりがんのリスクが高いだろう。けれども、それが人を区別する違いになるだろうか？　喫煙者の中には黒人もいれば白人もいる。農薬を扱う人の中には、異性愛者も同性愛者もいる。

私の友人で、毎週五〇キロの道のりを自分で車を運転して化学療法を受けに行っていた人がいる。背の高い美人で常に沈着冷静、当時は二〇代だった。車には他に二人の女性も乗っていた。一人は年配で裕福、高貴な出のご婦人。〝最高の〟家柄と学歴と美容室通いの申し子とでもいうべき人だった。もう一人は、身なりのパッとしない、くたびれた様子の女性。実年齢よりもずっと老けて見えた。こうしたありえない組み合わせの三人が、毎週、同じ病院に同じ治療を受けに通っていた。しかもフォルクスワーゲン・ビートルに乗って！　化学療法の帰り道は、数キロ進むごとに三人のうちの誰かが、「トイレ休憩」と叫んだそうだ。ストップするたびに、三人とも車から這い出してはハイウェイの側溝に吐いた。順番にからだを支え合いながら、「あなたひどい顔してるわよ」と言ってティッシュを渡し、そのあと大笑いしたという。

そういう経験を共有する仲だからといって、三人が一緒に買い物や食事やオペラ鑑賞に出かけるようになったとは思えない。がんを理由に自分という人間が変わるわけではないからだ。だが、自分以外の人に対して先入観を持たなくなるのはたしかだ。

おかしいと思わないだろうか？　いかに私たちは、肌の色や銀行の残高といった表面的な基準で、自分と他の人間とを区別していることか。ところが、がんは、肌の色、信仰、身分には一切おかまいなしだ。治療もしかり。放射線が灼熱感を与えるときは、キリスト教徒もユダヤ教徒も区別しない。化学療法は、金持ちにも貧乏人にも同じように吐き気を催させ、乳房切除術は黒人の胸も白人の胸も似たような形にする。

がんになった今、私には他人の人生をどうこう言っている暇はない。自分の人生の意味を理解するだけで忙しいのだ。でも、がん患者一人ひとりが私にとっては特別なきょうだいだ。貧乏人か金持ちか、共和党支持者か民主党支持者か、肌の色が黒か白か（はたまた、赤か茶か黄色か）、田舎の人か都会の人か、キリスト教徒かユダヤ教徒か世俗主義者かなど関係ない。**がんにはあまり好ましい面はないが、この一面だけは美しくさえ思える。**そして、ほっとする一面でもある。これでもう、勝手な決めつけや予断にエネルギーを無駄使いせずに済む。私たちは、同じ一つのがん闘病軍に召集された、ただの人間同士なのだ。

あなたがどこの誰だろうと、このドタバタへの参戦を歓迎する。

がんだから、私にはあなたの肌の色も、学歴も、経典も見えない。私に見えるのは、あなたがどんな人間かということ。そして美しいということ！

態度で示す

それは、この私を愛し心配してくれる人への贈り物だ。精いっぱいの贈り物と言ってもいいだろう。今の私には他になにも請け合えない。この病気を治し、生きてみんなを愛しつづけるとは確約できないのだ。でも、鋭意努力はしている。そこが肝心なのではないか? **結果はともかく、最善を尽くしている態度を見せるということが。**

はたして、完治に向けて努力しないと〝態度を示す〟という贈り物はできないのだろうか? 人によっては、どんなに努力しても肉体が死へ向かうのを止められなくなるときが来る。それでも、死と別離にどう向き合うかによって、贈り物はできるのではないだろうか。

医学がまだ発達せず、たいていの人が自宅で亡くなっていた頃、一人の歴史家が死の床に就いていた。家族がベッドの周りに集まっている。やがて病人は息を引き取ったようだった。もう脈がない。だが、家族には死んだのかどうかわからなかった。そこで誰かが言った。「足にさわってみよう。足が温かいまま死んだ人なんていないんだから」。するとベッドから臨終のつぶやきが聞こえてきた。「いや、ジャンヌ・ダルクがいるよ」。なんとすばらしい贈り物だろう。男は家族のために、ユーモア、歴史、そして彼自身の人柄を思い起こさせる形見を遺していったのだ。

私たちには、**回復のために努力するプロセスを他の人と共有する**、という贈り物もできる。それは、必ずしも完治するまでのプロセスとは限らない。誰もが実現できるわけではないからだ。だが、たとえ完治しなくても、癒される可能性は全員にある。私が言いたいのは、他の人や世界とつながる、許す、別れを告げる、やりかけの仕事を全うする、今この瞬間を精いっぱいに生きる、ということだ。自分の人生を整理していくプロセスを愛する家族や友人に見守らせる、それだけで一つの贈り物になる。その人たちにとって、真理の声を立ち聞きするチャンスになるかもしれないのだ。

デンマークの哲学者セーレン・キルケゴールは、あるとき墓地で会話を立ち聞きした。生垣の陰にいると、向こう側から、新しい墓のそばで話す二人の男の声が聞こえてきた。会話の様子から、一人が祖父、もう一人が孫息子だとわかる。埋葬されたのは、老人から見た息子、青年から見た父親だった。祖父は、死、新たな生、思い出、癒しについて簡単な言葉で孫に説いた。もし偉大で著名な哲学者が聴いていると知っていたら、恥ずかしくてためらうほど単純な言葉使いだった。だが、キルケゴールには、その平易な語り口からふと真理が漏れ伝わってくる思いがした。自分自身の経験や研究からまともにひねり出そうとしたのでは、けっして手に入らない真理だったろう。

真理が一番よく聞こえるのは、たいてい、立ち聞きするときだ。だから、私たちも誰かに真理を立ち聞きさせよう。自分が回復していく様を肩越しに見せよう。今の私たちなら、他のものはプレゼントできなくても、それだけは与えられる。

あるとき、上の娘のメアリー・ベスが教会の日曜学校に出席していると、説教の最中に一人の男が入ってきた。凶暴な目つきで、手にはバイオリン・ケースのようなものを持っている。教会は奥行きのあるゴシック様式だったが、その長い中央通路を、男は座席の角にケースをぶつけながら奥へ奥へと進んでくる。メアリー・ベスは牧師の娘だけに、いつも前方の席に座っている。広い教会の場合だと、前のほうにいるのは彼女だけで、他の人たちは皆後ろのほうに座っている。男は、知らぬ間に、もうメアリー・ベスの座っている二列目の席まで来ていた。

一番前までたどりついた男は、向きを変えると、信者たちをにらみつけた。なにをするつもりなのか？　ケースには銃が入っているのだろうか？　乱射事件のように、みんなを撃つつもりなのか？

そのとき説教をしていた牧師によれば、メアリー・ベスはさっと靴を脱ぐと、スカートをたくし上げ、スタート位置に付く短距離走者みたいに身をかがめたそうだ。だが次の瞬間、男は、ケースの中身を見せることなく去っていった。

友人でもあるポール牧師からその話を聞かされた私は、メアリー・ベスにたずねてみた。「いったい、なにをするつもりだったんだい？」

「男が銃を出したら、突進できるように準備していたのよ」と娘は答えた。

「なんだって！　たどりつくまえに、殺されていたかもしれないんだよ。座席の下に隠れなきゃだめじゃないか」

「もちろん、あいつが銃を持っていたとして、そこに突進したら死ぬかもしれないってことくらいわかってたわ。でもね、それで牧師さんや聖歌隊やオルガン奏者や他のみんなが逃げられるかもしれないと思ったの。しゃがんで、横のドアから抜け出して、助けを呼びにいけるじゃない。だってパパ、あの席には他に誰もいなかったのよ。私がやるしかないでしょう」

そのとき、その場所に自分しかいなかったら、自分がやるしかない。今、この場所で愛する人たちに態度で示すという贈り物をできるのは、私しかいないのだ。**失敗をおそれず、全力で最善を尽くして、癒しをもたらす努力をしようではないか。自分自身と愛する者たちのために。**

がんだから、たとえ多くを与えることはできなくても、態度で示すという贈り物だけはできる。

許すことを知る

さんざん自問してきた。「なぜ、この私ががんに？　なにかを失い、その隙間を埋めるためにこの病気になったのか？　それ以外にどんな理由がある？」すると驚くような答えが出た。**がんになったのは、許すことができる人間になるためだったのだ。**許されるためではなく、他の人や自分自身を許せるようになるため。おかしな話だ。自分に許さなければならない人間がいるとは知らなかった。私は常に模範的な子どもだった。がんになるまでは、両親を幸せにするために自分の時間をすべて費やし、自慢の息子になろう、親の面倒をみようと頑張っていた。しかも、ほとんど無意識にやっていたのだ。

なぜ自分でも気づかぬうちに、そんなことを人生の目標にしていたのだろう。わからない。考えてみればずいぶん傲慢な話ではないか。自分が親気取りで、両親を子ども扱いするなんて。でも、子どもがそこまで傲慢になれるものだろうか。私がそんなふうに振る舞いはじめたのはかなり幼い頃だったのだ。

いや、私がそういう役どころを引き受けたのには、いくつかの明白な理由があると思う。わが家は貧しかったから、両親やきょうだいが我慢しているのを見るのがつらかったのだ。だから、やがて高校を中退してまで家計を助けるために工場で働くようになった。おかげで親戚からは〝いい子〟として大いにほめられたものだ。私が育った文化では、長男はそうするものと期待されていたというのもある。

要するに、当時はそれほど〝正しい〟ことだったのだ。悪いことであるはずがない。少年が一生懸命に働き、孝行息子として一家を支える。いったいどこがいけないというのだ？

以後約四〇年間、私はその役目をこなしてきた。結婚し、再び学校に通い、子どもを育て、仕事をしながらもつづけた。そしてがんになり、突如として、それまでの役割を一つも果たせなくなった。

手術から四カ月ほどたち、化学療法もだいぶ進んだ頃、両親のところで問題が発生した。以前なら、隣の州にいる私がほんの数時間のうちに車で飛んでいくような問題だった。すぐさま解決のために駆けつけ、必要なものを揃え、二人の世話をし、孝行息子の役目を果たしていたことだろう。でも今はできない。きょうだいはもっと遠くの州に住んでいて、私の代わりに立ち寄って解決するのはなおさら無理だ。

すると驚くべきことが起きた。母と父だけでなんとかするしかない。問題解決に必要なことを、二人だけで、それも見事にやってのけた。

まったく、私はなんという間抜けだったのだろう。何十年も両親におせっかいを焼き、よかれと思ってやっていたことが、実際にはその反対だったとは。私に面倒など見てもらう必要など、両親にはなかったのだ。むしろ、手出しなどせずに自分たちに任せてほしかったのだろう。こちらはよい息子を演じ、向こうは感謝する両親を演じていたが、互いに下手な芝居に気づいていなかったのだ。

こうして、私は両親と自分を許すことになった。

「でも待てよ」と読者は言う（そう言っていただきたい。そうでないと話の流れがおかしくなるので、ご協力のほどを）。「なぜ、両親と自分自身を許さなければいけないんだ？　間違った役目を何十年も果たしてきたからって、どちらも悪くはないんだし、よかれと思ってやっていたんだろう？許すも許さないもなく、ふつうに暮らせばいいじゃないか？」

その件に関しては私にもわからない。けれども、がんがヒントになると思う。私はずっと与えることを自分の役割として、全人生を捧げてきた。その役回りは自分の奥深くに植えつけられ、すり込まれていて、捨てることができなかった。ところが、がんになって調子が狂い、バランスを崩し、脱線し、そこでようやく、これではいけないと気づいた。**もう与える《ギビング》のはもうやめにして、これからは許す《フォーギビング》のだ、と。**

つまり、私ががんになったのは、両親が息子から自由になり、息子が両親から自由になるためだった。**お互いから開放されるために、親子合作でがんをつくったのだ。**私たちは仲の悪い親子だったわけではない。だが仲が間違っていた。許すことは、崩れたバランスに調和を取り戻すことだった。

そんな理由で、本当にがんになるのかって？　脂っこい食事や、タバコの煙のせいではないのか？そういう理由でがんになる人もいる？　はっきりしたことは誰にもわからない。私に言えるのは、がんという存在が私と両親にとってきわめて重要な事態を引き起こしたということだ。私の場合は、許すことのできる人になるためにがんになったのだろう。

誰もが私と同様の体験をするとは思えないが、がんは、許すことのできる人になるチャンスを与えてくれているのではないか。自分の心の奥底を見つめてほしい。つづけられなくなった生き方や人間関係とはなにか、がんのおかげでそれがわかったら、許そうではないか。

がんだから、私は許すことを知った。

〝ビッグガイ〟の意味を知る

友人のベニーは最後の数週間、私を〝ビッグガイ〟とか〝ノッポ〟と呼んでいた。からかっているわけでないのは知っていたが、そのときは理由がわからなかった。たしかに私は大男だ。身長は一八〇センチ。髪の毛が生えそろっていた頃はもう三センチはあった。体重のほうはかなり増えて、もはやスマートと呼ばれるには無理がある。これで動きが緩慢だったら、野球では一塁以外で使えないタイプとでも言おうか。

だが、ベニーは本物の大男だった。針金のような灰色の縮れ毛は、私のさっぱり目の頭髪よりも一五センチは高いところに生えていた。体重はおよそ一二五キロ。だが、脂肪はほとんどついていない。高校時代にはアメフトで州代表に選ばれた。私がベニーに抱きついたりしたら、鼻にへそのあとがつきそうだった。それほどの大きな男がなぜこの私を〝ビッグガイ〟と呼んだのだろう?

ベニーは少し年上だったが、私とほぼ同時期に病気になった。向こうは心臓病、こちらはがん。余命は片や半年、片や一、二年だった。

彼は自分の見立てを受け入れたが、私に対する見立てには納得しなかった。そこで、二人の間で暗黙のうちに協定が結ばれた。私は互いのために回復を目指すことになり、彼は互いのために命を捧げることになった。

私の一年にわたる治療期間中、ベニーのほうが、化学療法のスケジュールをよく把握していた。吐き気で参っている週や、口内炎で痛い思いをしている週には、必ず電話をよこし、「きみには元気になってほしいんだ」と言ってくれた。

その後、ベニーは、いかにもベニーらしく不利な条件を跳ね返し、医師たちをまごつかせた。半年どころか一年三カ月も生きてみせたのだ。おかげで、私の化学療法を見届けることができたし、腫瘍科医からの「とりあえずは〝クリーン〟になった」という言葉を聞くこともできた。亡くなったタイミングもまるで計ったように見事なもので、私がちゃんと葬儀に参列してから、翌日、予定どおりに〝化学療法からの卒業旅行〟に出かけられるようにしてくれた。

そのベニーが私を〝ビッグガイ〟とか〝ノッポ〟と呼んだのは、協定関係も終盤の一月半のことだ。化学療法を終えていた私は、毎日、心臓病ホスピスに入院中のベニーを訪ねることができた。すでに大人になっている二人の息子のどちらかが来ていて、二人とも私より背が高かった。おかしなもので、居合わせた中で一番背の低い男が〝ビッグガイ〟と呼ばれていたのだ。

ベニーと私は、人前ではいつだってビッグガイにふさわしい振舞いをしたものだ。マッチョな二人組みとして病院の廊下をのしては、低い声とあきれるほどおかしな話で看護師たちを驚かせ、トラックがどうとか、石油の粘度がどうとかいう男臭い会話を披露した。けれども二人きりになると、妻や子どもたちのことを話し、孫たちは自分のことを覚えていてくれるだろうかなどと語り合った。二人きりのとき、私たちは互いの手を握り、祈り、涙を流した。あまりビッグな気はしなかった。

そのとき私は気がついた。てっぺんにいるのは〝実際に〟孤独なものなのだと。一番背が高いから、周囲を見渡しても視線の先には誰もいない。いつもそうやって一番ビッグでいるのはつらい。誰よりも頭と肩の分だけ高いと、ただ突っ立っているだけではなく、ビッグな人にふさわしい〝振舞い〟を期待されるからだ。

イエスが周囲からかけられた呪いを覚えているだろうか？「この方のなさることはすべて、すばらしい」（『新約聖書』「マルコによる福音書」第7章37節）。いったい誰がそんな期待に応えられよう。イエスがさまざまなトラブルを起こしたのも無理はない。私も〝将来を約束された青年〟と呼ばれていた時期がある。実におそろしいことだ。**誰一人としてその約束がなんなのかを教えてくれないのに、誰からも約束に沿うよう期待されるのだ。そのうえ、「あの人はなんでもうまくやる」などと言われたら、たまったものではない。**

おそらく、イエスがペトロ（※27）を〝ビッグガイ〟と呼んだ理由はそこにあるのではないか（もっと一般的には〝岩〟と呼んだとされているが）。ペトロはあらゆる点でイエスより小さな男だった。そんなペトロを〝ビッグガイ〟と呼ぶのは、少々冗談がきついと考える人もいるだろう。なにしろ、イエスの仲間として告発されたあの夜、ペトロはねずみほどの心臓も持ち合わせていなかったのだ。もっとも、イエスには、自分の運命は最初からお見通しで、ペトロに対してなんの幻想も抱いてはいなかった。単に、一人ぼっちで頂点に立っているのではないことを思い出させてくれる存在が必要だったのだ。

イエスはペトロと協定を結んだ。ベニーが私とそうしたように。ペトロはお互いのために回復し癒されることを引き受け、イエスは互いのために命を捧げることを引き受けた。

肉体的な意味であれ、経済的、精神的な意味であれ、ビッグガイ（ビッグギャルもそうだ）ならなんの苦労も問題もなく世間を渡っていけるはずだ、と思われている。でも、そんなことはない。**たとえ人類で最大最強の者であっても、自分以外に〝ビッグガイ〟と呼べる誰かを必要としている。**たとえ自分のほうが膝まずいてでも、見上げられる人がほしいのだ。

がんだから、私は〝ビッグガイ〟の意味を知っている。

※27 ペトロ＝十二使徒のリーダー的存在で本名はシモン。イエスから、強固な岩を意味するペトロというあだ名をつけられた。

12章　内面を見つめるとき

——自分の気持ちとのつきあい方——

Now that I have cancer...

買うものを決められない

新しい本を買うのは、信念に基づく行為か、はたまた愚かな行為か？　新しいシャツを買っても元は取れるか、それとも着られる間は手持ちのシャツで頑張るべきか？　八歳のときからほしいと思っていた、第二次世界大戦モデルの革製パイロットジャケットはどうする？　オリジナルそっくりのすばらしい一品を見つけたのだ。値段は〝たったの〟二五〇ドル。今まで見た中で一番安い。だが、シャツにしろパイロットジャケットにしろ、たいして着られないうちに死んでしまうかもしれない人間が買ってもいいのだろうか？　家族の中には私のサイズが合う人はいない。妻の片付けものをこれ以上増やしてどうする。それに、治療費がこんなにかさんでいるのに、自分にこれ以上お金を使うというのはどうだろう。

病気をすると莫大なお金がかかる。幸い、補償の手厚い保険に入っているおかげで、治療費のほうはほぼカバーされている。だが、それ以外にもさまざまな費用がかかる。電話代、特別食の代金、ガソリン代、宿泊費、よその町の病院に行く際の外食費など。今までどおり給料は出ているが、将来のことなどわからないではないか？

がんにはうんざりしている。こんなに現実的に考えなければならないのにも、うんざりだ。あの本を買いたいのは、読みたいからだし、あのシャツがほしいのは、手持ちのシャツに飽きたからなのだ。革のパイロットジャケットにしたって、私には単なる防寒着以上の意味がある。新しいシャツや新しい本にふさわしいくらい、自分は特別な存在だと思いたい。

こうした買うか、買わないかという判断は、どうやって下せばいいのだろう？　いや、なにごとにしても、判断とはどうやってつけるものなのだろう？

単純に聞こえるかもしれないが、私たちは愛を通じて決断を下している。愛がうまく働くと、よい決断が生まれ、愛が方向を間違えると、まずい決断が生まれる。**すべての決断は、まずいのも含めて、愛によって下される。そもそも下すべき決断があるのは、愛のためなのだ。**

そういう観点からすれば、がんは、成長が方向を間違えた結果にすぎない。成長そのものは悪いことではない。ふつうは好ましいものをイメージさせるし、大半は正しく、必要とされるものだ。成長もせずに生きられる人間はいない。ところが、細胞がまるで蛇を追い払うかのように分裂をはじめると、成長は正しいコースをはずれ、やがて腫瘍ができる。

愛が間違うと決断も間違う。愛ゆえに、私たちは愛しい人やものとつながっていたいと思う。抱きしめ、手に取り、賞賛したくなる。だから手に入らなければ、つらい思いをする。喜びで満たしてくれるはずの対象とともに小山の上で小羊のように飛び跳ねたいのにそれができないのだ。

成長が方向を間違えると病気になる。愛も方向を間違えると病気になる。愛が失敗すれば決断も失敗し、癒しをもたらすはずの選択が苦痛を与えることになる。

がんを患う者の決断は、愛する者の決断でもある。他の愛する人たちの決断と同じように、まずい決断になることもある。喜びを大きくするためというより、喪失の苦しみから身を守るため、あるいは、親しくなることのつらさから逃れるために、間違った決断を下すこともある。どちらにせよ、愛するがゆえの決断なのだ。

がんは不思議なほど愛する人の決断を左右する。あるときは、自分の顔を映し出せるかと思うほど曇りのない決断を下し、あるときは、棒きれでかき混ぜた水溜りかと思うほど濁った決断を下す。だが、大きな決断ほどたやすく下せるのではないだろうか？　自分は病気を治し、健やかな人生を送りたいのか？　問題の一部ではなく、解決の一部でありたいのか？

ところが、小さな決断、たとえばなにを買うかといったことは……。いったい、どうすれば愛に満ちた選択ができるのだろう？　私にはわからない。わかっているのは、一つひとつの決断が愛するがゆえの決断だということ、そして自分を含めた一人ひとりが愛されているということだ。

がんだから買うものを決められない。でも、愛が贈り物だということは知っている。

病気が自分のすべてではない

そのことを忘れている人が多すぎる。

「私はがんを抱えているかもしれない。だが、がんが私を抱えているわけではない」のだ。まだ手術後の回復室にいた頃、妻が、看護師たちの会話を立ち聞きしてきたと報告してくれたことがある。そのとき私は、「これでいけるぞ」と思った。その会話とはこういうものだった。「六〇四号室の胆のうですが、ジュースを少し与えてください。六一二号室の切断はまた痛みが出ていますね。六三〇号室のうっ血は治まってきています。ああ、それからマクファーランドさんですが、そろそろ病室へ移してもいいでしょう」

私は単なる病名ではなく人間扱いされたのだ！　名前で呼ばれて！

もし私が単なる病名ではないとしたら、病気と同一視されることもない。がんは私のミドルネームでも、ましてやファーストネームでもない。つまり、病気の治療が最優先課題ではない。この命にとって一番重要なのは、癒されることなのだ。

もしがんが治っても、不完全な人生を送らなければならないとしたら、私は癒されたことにならない。そんなのは自分とはいえない。がんがあってもなくても、あいかわらず〝私＝がん〟と見なされてしまうだろう。イエスは、「たとえ全世界を手に入れても、自分の魂を失ったら、なんの得があろうか?」と問われた(※28)。たとえ病が治ったとしても、意味もなく命を長らえるだけだとすれば、治療になんの価値があるだろう?

ただし、私はがんを無視したり、否定したりしているのではない。がんもれっきとした私の一部なのだ。男性で、白人で、シンシナティ・レッズのファンであるのと同じように。私は常にがんのおそろしさと難しさを痛感してきた。けれども、そうしたおそろしさと難しさを感じているからこそ、癒される可能性もある。

癒しとは、神との関係、自分の宇宙にいる他の人びととの関係、そして本当の自分自身との関係を正し、命を立て直すことだと思う。それは、心理学者ラリー・ルシャンの言葉を借りれば、「自分らしい歌を歌う」ことだ。そうした完全な状態になれたら、一瞬一瞬は、後悔しなければならない過去でも、心配しなければならない未来でもなく、突然の永遠に思えてくるのではないか。信心深い人たちが〝永遠の生命〟と呼ぶのは、たぶんそういう瞬間のことなのだろう。

何度も言うが、がんになってからの数カ月のほうが、それ以前の数十年よりも生きたという実感がある。過去がよくなかったという意味ではない。愛に満ちたすばらしい出来事もあった。しかし、**死と直面しながら感じる強烈な癒しは、大きな贈り物なのだ。**私はがんになったことを神に感謝している。

などという話をすると、「がんだから、頭がおかしくなったんだろう!」と言う人たちがいる。でも、読者の中にはきっと理解してくれる方もいるはずだ。がんだからといって、病気が自分のすべてではないし、自分自身と病気とが同一視されるものでもない。**がんは、本当の自分を知るきっ**

かけになっている、それだけのことだ。
がんだから、病気が自分のすべてではない。

※28『新約聖書』「マタイによる福音書」第16章26節他より。

がんのことを忘れたい

どこを向いてもがんだらけ。食料品店のレジに並びながら、新聞ラックのタブロイド紙に視線を走らせると、飛び込んでくるのは、「奇跡のがん治療薬、火星から来た結合体双生児の母に効果なし」「〝玄米に発がん性〟——著名な中国人ヒーラー、トウ・フー語る」といった見出し。家に帰り、購読している新聞を植え込みから拾い上げ、〝暮らし〟のページを開けば、「玄米を使った一〇のがん予防レシピ」なる特集が組まれている。コマ割漫画『青い人びと』には化学療法で毛の抜けた犬が出てくる。

帰る途中に通ったデジャビュー劇場の看板には、「地獄から来たがん病棟看護師」がなんだとか、「すべてを失って」どうしたとかいう宣伝文句が並んでいた。腫瘍科の女性医師と年上の裕福な患者との感動的でロマンティックなストーリーらしい。家に着くと、手紙が四通届いていた。すべて私宛だが、宛名がそれぞれ違った風変わりなつづりになっている。内容は、「メレディス・ラブリーがん研究基金に寄付するだけで、私が生きているうちにも、がんを〝やっつける〟日が来る」というもの（それにしても、有名な女優でアクセサリー活動家のラブリー女史に、なぜ私の寿命がわかるのだろう?）。雑誌『バックワード・トレイル《あとずさり》』には「休暇でがん予防、三三の民宿プラン」が載っている。

テレビをつければ、南部核エネルギー規制局の公共広告で「発がん性物質はからだにいい場合もあります」というメッセージが流れてくる。あきらめて、公共ラジオ放送をつけると、営利タバコ研究所の女性職員が三人の肺がん患者に、自分のところの製品が発病の原因であるという証拠はなにもないと話している。そのうえ、リスクを冒すのがアメリカ人らしい生き方だし、自分たちと同じ体験をするチャンスを他人から奪おうとするとは何様のつもりだ、とまで言う。

一年ほどまえに、隣人のシュナウザー犬のために開かれたパーティーで出会った人が、電話をかけてくる。ソーニャおばさんという人ががんになり、驚くほど長生きしたそうだ。でも、それが何週間なのか、何年なのかも覚えていないという。郵便物の束をぱらぱらめくっていると、ブッククラブからのお知らせでＩ・Ｍ・ワイルド博士の最新刊の案内を見つけた。題して『夢の新製品誕生――これさえあれば化学療法もこわくない』

がん関連のこの手の商品は、私がこの病気になるまえから話題になっていた。でもいつだったか思い出せない。ああ、そうか、たまに読む変な記事で取り上げていたか、どこかのテレビ番組に出てくるゲストがしゃべっていたような気がする。それにしても、なぜ年がら年中がんの話題で持ちきりなのか？

「私はがんを抱えているが、がんが私を抱えているわけではない」のだ。人生の各場面を黒い縁取りのある写真にされたくない。化学療法にシナリオを書いてもらいたくないし、放射線に自分の歌を歌ってほしくない。

たしかに私はがん患者だ。でも、単なる犠牲者ではない。がんとは関係のない希望や不安も抱えて生きている。子どものこと、オゾン層のこと、経済のこと、車のローンのことだって気にかかる。どれも、紀元前ならぬ〝病気元年〟前から抱えていた悩みごとと変わらない。冗談やしゃれた言い回し、旧友の顔、ラジオから流れてくる懐メロの歌詞、妻のキスにも、がん以前と同じように喜びを感じている。

もちろん、がんを完全に忘れることはできないし、忘れたくもない。忘れたりしたら健康によくないだろう。がんは私の人生の一部なのだ。ただし、**がんと常につきあっているのはからだのほうだ。心のほうは、たまには開放されてもかまわない。**皆さんもそうしたらどうだろう。

がんだから、私はがんのことを忘れたい。

私は人間だ

患者というだけではない。

私たちをどう呼ぶべきかは、難しい問題だ。犠牲者？　患者？　回答者？　征服者？

たしかに犠牲者ではある。がんの攻撃にさらされてきたのだ。不幸に見舞われているのだから、犠牲者の気分になるときもある。けれども、犠牲者でしかないとしたら、なんの希望もなくなるのではないか。

治療を受けている間は、患者《ペイシェント》でもある。でもそれが自分のすべてではない。しかも、てんで我慢強く《ペイシェント》ないときもあるくらいだ！　いつまでも患者でいるわけではない。いつかは治療を終えたいと願っている。

バーニー・シーゲル医師は〝がん回答者〟という言葉を提唱している。悪くはないが、意味がわかりづらい。第一、言いにくい。

では征服者は？　たしかに一部の人になら、少なくとも一定の期間は使えるかもしれない。けれども、がんを患っている人全員に無条件に当てはまる言葉ではない。そのうえ、イエスの弟子のパウロが言うように、征服者〝以上の〟者になることが重要なのだ（『新約聖書』「ローマの信徒への手紙」第8章37節）。

私は、むしろ自分のことをシンプルに人間だと思いたい。たまたまがんを抱えているというだけで、それ以外は他の人と変わらない。単にがんを患っている人間、がん人間というだけだ。

だがこういう言い方も、呼び名の問題を解決するにはたいした名案ではなさそうだ。全米で大流行するとは思えない。他の呼び名と同様に欠点がある。もしかすると、私たちはぴったりの名前を見つけられないことになっているのではないか。そうか、そこがポイントなのだ！

モーセが、神と出会い十戒を授かったこと（自分で考え出したのではなく）をイスラエルの民に証明するため、神に名前をたずねると、神はこう答えられたではないか。

「私は有って有るもの。イスラエルの人びとにそう言いなさい」（※29）

神は一つの名前に縛られるのを嫌われた。窮屈すぎるからだ。

名前とは重要なもので、人を傷つけもすれば癒しもする。少数民族や、体制から置き去りにされている人びとが、自分たちの呼び名に特にこだわりを持つのは、失礼な呼び方で片付けられることが多いからだ。

私の姓マクファーランドは、スコットランドとアイルランドの系統の名前だ。アイルランドから最初にアメリカに移住した人たちは非常に貧しく、教養もなく、教育も受けていなかった。アイルランド人の姓の多くは〝Mc〟ではじまるので、〝ミックのやつ〟とか〝ミックのくせに〟などとさげすまれた。酒場や小売店の窓には「ドッグとミックはお断り」という札が掲げられ、求人募集には「ミックは応募不要」と但し書きされた。私たちは人ではなく、ミックという呼び名で一からげにされていたのだ。

小学校の教師を対象に作文に点数を付けてもらうという実験が行われた。渡された作文は、一部が少数派を思わせる風変わりな名前の生徒の書いたもの、残りは〝ボビー〟や〝スージー〟というごくふつうの名前の生徒の書いたものという設定だった。実は中身は同じような作文だったのだが、〝ふつうの名前の生徒〟の作品のほうが、〝変わった名前の生徒〟の作品より高得点が付けられた。教師たちは、作文の内容にではなく、生徒の名前とそこからくるイメージに反応したのだった。

〝有って有るという者〟――おそらくはそれが、私たちの誰にとっても呼び名としてふさわしいのではないか。たしかに、特徴をとらえた呼び名にも多少の価値はある。それがなければ会話が難しくなることもあるだろう。個人の名前もそうだ。一人ひとりの物語のダイジェストだったりもする。〝ベーブルース（ルース坊や）〟とか〝エイブラハム・リンカーン〟とか〝エリザベス・テイラー〟と聞けば、すぐにその人物の生涯や人となりを思い浮かべるだろう。ところが、**一からげに分類するための名前はというと、一人ひとりの物語を見えなくし、個性の輝きを消し去るのだ。**

がんだから、私は、単なる患者ではなく一人の人間だ。

※29　『旧約聖書』「出エジプト記」第3章14節より。

カリカリしない

まあ、以前に比べればということだが。

食器洗い機の中身をしまっているとき、まだ洗浄前だったと気づく、これほどしゃくにさわることが他にあるだろうか。皿四枚、グラス六個、カップ五個、ボウル八杯を食器棚にしまったところで、汚れていることを発見するだなんて！

「犯人は私じゃないぞ」と食洗機警察に向かって声を張り上げる。「マグネットが〝きれい〟のほうになってたんだ。わかるわけないじゃないか」

たしかに、洗ってないことくらいは見て気づくべきかもしれない。だが、妻は、すでに洗浄済みと勘違いさせるくらい、よくすすいでから食洗機に入れるのだ。こういう場合、〝きたない〟のマグネットを食洗機に付け、棚にしまった食器をすべて戻すはめになる。

マグネットは二枚ある。一枚は茶色で、びしょぬれのアヒルの絵と〝きたない〟の文字が入っている。もう一枚は緑色。こざっぱりした上品そうな白鳥の絵と、その上にでかでかと〝きれい〟の文字。このマグネットのシステムは単純な決まりごとで成り立っている。洗浄が終わり、食器をすべて出し終えたら、食洗機の正面に付けてあった〝きれい〟のマグネットをはずし、側面にくっつける。代わりに、側面に付けてあった〝きたない〟のマグネットを正面に移動させる。なんだ、簡単じゃないかって？

とんでもない！　なぜだか、家族の誰一人として実践できないのだ。私だけが、この決まりごとをこつこつと守り、地道に実践している。家族一、いや、たぶん全米一のマグネット交換手と言ってもいいだろう。ぜったいに忘れることなどない！

いや、たまにはある——それで、さっき話したような問題が起きるわけだ。まあ、なにごとであれ、完璧にこなすのは難しいものだ。もちろん、このマグネット交換では自分らしさを全面的に発揮しようと努力しているのだが。

このマグネット交換の問題は、私がどういう人間かをよく物語っている。几帳面で手際がよい。時間を無駄にしない。そして忙しい。つまり重要な人間ということだ。私がいなくなったら、みんなさぞかし困ることだろう。世のマグネットというマグネットは放って置かれるようになるかもしれない。

ある友人は、集まった人びとに向かって、これまでの人生で最大の成功を収めた日はいつかという質問をしたそうだ。みんなは偉業を成し遂げた日を挙げた。結婚した日、工場の作業工程で三四七個もパーツを組み立てた日、ひとクラス全員に赤点をつけた日、畑を三二ヘクタールも耕した日、五〇〇〇ドルも稼いだ日。すると友人は、「イエスが最高の御業を収められたのは、五〇〇〇人に食べ物を与えた日でしょうか、それとも、十字架につけられた日でしょうか？」とたずねた。

キリスト教徒ではない人でも答えはわかるだろう。五〇〇〇人が満腹したのは一日だけだったが、イエスが十字架にかけられたことで、キリスト教は二〇〇〇年もつづいたのだ。もっとましな日がありそうにも思えるが、あの日、イエスが亡くなり、失敗に終わったかに見えた日が実は大成功だったことは、認めなければなるまい。

やれ完璧だの、成功だのと言っても、いや、手際のよさ一つにしたって、たかがしれているのだ。なにもかもやり終え、マグネットも毎回ちゃんと交換したところで、たいしたことを成し遂げたわけではない。**完璧な一日とは、なんとか乗り切ることができた一日――化学療法なり放射線治療なりを耐え抜き、自分自身と周囲の人を少しいたわり、完全な自分を取り戻すためにわずかながら成長し、今という永遠の瞬間を生きる、そういうことができた日なのだ。**それができないなら、マグネットが取り替えられていなくたって、物事が完璧にできていなくたって、たぶんたいして問題ではないはずだ。

食器は私を許してくれるだろう。神も私を許してくださるにちがいない。

たぶん自分だって自分を許せるようになる。このマグネットの問題を解決したあと、私にまだ時間が残されているとすれば。

がんだから、私は完璧の基準を少し緩められるようになった。マグネットの交換を忘れても以前よりはカリカリしない。

13章　意味を考えるとき　――答えを探す――

Now that I have cancer...

自分と闘う

私は荒れ果てて焦土と化した戦場だ。その戦場をタコつぼから塹壕へ、そしてまたタコつぼへと駆け回り戦っている二つの軍隊でもある。がんを住まわせているからだであると同時に、そのからだの中に住んでいるがんでもある。がんは私の一部なのだ。暴れ回ってはいるが、それでも自分の一部であることに変わりはない。私は、がん細胞を破壊するために、自分の一部も破壊しようとしている。他の部分が生き延びるためには、一部は死ななければならない。完全に近づく唯一の方法は、なにかを失い不完全になることなのだ。

やっぱり、がんという病気はややこしい！　そのうえ、**とても霊的《スピリチュアル》な病気**ときている。

霊的に生きることとは、捕らえるために常に手放し、取り込むために常に捨てることだ。霊は手とまったく同じで、握りしめれば、丸めたこぶしのように、殴ったり傷つけたりすることしかできない。ところが、開いてやれば、中のものはすべて開放され、それと同時に、与えられるものはなんでも受け取りやすくなる。

私には、このからだが生きていかれるように退治し、切り取り、根絶やしにしなければならない部分、つまりがんがある。そして、健康と完全性を取り戻すために破壊しなければならない霊的な部分もある。からだと同様、霊的な私も不完全になれば完全に近づける。

がんという霊的な病から学ぶべき偉大な教訓はそこにある。**私は、肉体的な自分とだけではなく、霊的な自分とも闘っているということだ。**

自分の外側に、〝悪魔〟が、つまり邪悪な力がまったく存在しないと言っているのではない。悪が歓迎されない場所に進出し邪魔している証拠は、いくらでもあるようだ。

だが、自分の〝内側〟にも悪は存在し、その悪は肉体も魂も殺しかねない。キリスト教徒は昔からそれを〝原罪〟と呼んできた。アメリカが生んだ偉大なる風刺作家H・L・メンケンは、原罪は、キリスト教の教義の中でただ一つ経験的証拠の存在する教義だと言った。ただ一つというのには納得できないが、証拠が存在するという点でメンケンは正しかったと思う。

誰も戦場になどなりたくは〝ない〟のだ。もちろん！　人間は、たえず緊張と混乱を強いられながら生きていけるようにはできていない。二つの軍のどちらか一方を選んで応援したいのだ。

その昔、ニューヨークのラガーディア市長は、マンハッタンにあった寺院を解体の危機から救い、有名なシティ・センター劇場へとよみがえらせた。だが、設立に力を尽くしながら、当の劇場に一度もバレエを観にいくことはなかった。その理由を問われて、ラガーディアは、「私はスコアをつけるのが好きな男でね。バレエじゃ、勝ち負けがわからないだろう」と答えた。なるほど！　人はスコアをつけるのが好きだ。ところが、がんはバスケットボールよりもバレエに似ている。両方のバスケットにシュートしなければならないとしたら、自分が勝っているのか負けているのかわかるだろうか？

そういう矛盾があっても、なんとかつきあっていかなくてはならない。自分の内側で闘いが起きていることを認め、そこへ乗り込んで、両軍と別々に和平交渉を試みない限り、回復は望めない。どちらか一方を選んで緊張を解決することはできるが、それでは自分の物語の一部をあきらめることになる。

　こんな昔話がある。並外れた知恵の持ち主とされる老人が山の中にひっそりと暮らしていた。あるとき、その知恵を試してやろうと、地元の子どもたちが男のもとを訪れた。一人の少年が生きた小鳥を手の中に隠し、老人に差し出しながら、「生きているか、死んでいるか」とたずねた。老人の答えが「生きている」だったら、少年は小鳥を握りつぶして死んでいるところを見せ、「死んでいる」と言われたら、手を開いて逃がしてやるつもりだった。どちらにしても、賢者と言われる老人をまごつかせ、愚かであることを証明できると子どもたちは考えた。ところが、老人はただ、「おまえの思うとおりだよ」と答えたのだった。

　私はがんなのか、それともがんと闘う戦士なのか？　その両方だ。奇妙で矛盾しているが、それが私の物語なのだ。生きていくためには、自分の外側にあるなにかではなく、自分の一部を手放さなければならない。**単にからだが治療されるだけではなく、自分自身が癒される必要がある。**この闘いを受け入れよう。結末は自分の思うとおりなのだ。

がんだから、私は自分自身と闘っている。必ず勝つと信じている。

今を生きる（その2）

がんの世界の案内役《シェパード》であるローズ・メアリー・シェパードが、わが家に来たときのこと、バスルームで、〝朝の悲惨なひととき〟用のテーブルに置いてある本に気づいた。副題に『がんになって正常に戻る』とある本だ。リビングルームに帰ってくるなり、ふんと鼻をならしながら言った。「がんになったら、正常な状態になんて戻れるわけがないでしょう。永久に変わってしまうんだから」

言いたいことはわかる。同感だ。正常というのが、がんになる以前にやっていた無頓着な生き方を意味するとしたら、まず戻りたくなどない。あの頃はなにもかも当然のことと考えて生きていた。人生を楽しむための材料はちゃんとそろっていたのに、実際にはほとんど楽しんでなどいなかったくらいだ。

もっとも、そういう生き方が自分には合っていた。首の回りがこすれるシャツのように窮屈だったわけではない。クリップボードに貼ったチェックリスト式の生き方をしていたのだ。なにかをやり終えると、リストにチェック印を記入し、次の項目に取りかかる。大学？　チェック。結婚？　チェック。子ども？　チェック。仕事？　チェック。たいていいつも未来のこと、つまりリストの次にくることばかりに気を取られていて、まさにそのとき自分の身に起きている出来事を味わいもしなかった。

ロードアイランド州のグリーン上院議員は、九〇歳をすぎても現役で活躍していた。ある夜のパーティーで、主催者の女性が、スケジュール帳をのぞいているグリーン議員を目撃した。「まあ、グリーン先生、もう次の行き先を考えていらっしゃるの？」と女性はたしなめるように言った。すると議員は、「いや、自分が今どこにいるかを確認しているんだよ」と答えた。悪くない考えだ。

聖書学者のギュンター・ボルンカムは、イエスの生きた時代、人びとは過去か未来のどちらか一方を見ていたと指摘する。片や、ファリサイ派の人びとのように、何世代にもわたって受け継がれてきた律法を守ろうとするあまり、現在に追いつけなくなった人びと。片や、黙示を期待するばかりで、つまり神がこの世に終止符を打たれ、正しい者とよこしまな者とを分けられるときを待ちわびるばかりで、やはり今を生きることができなくなった人びと。イエスの功績は、人びとが、過去と未来の現実と重要性とを否定せずに現在を生きられるようにしたことにあると、ボルンカムは言う。

神はがんを使って私に同じことをされたのだと思う。**未来を心配する（自分が次になにをすべきかを思い悩む）ことから私を解放し、過去を悔やむ（自分がやり残してきたことを思い悩む）ことからも解放し、たった今を生きられるようにするためだ。**現在の私が一日で手にする〝たった今〟という時間は、以前は一年かかって手に入れていた〝たった今〟よりも長いくらいだ。

これがきっと、永遠の生命というものなのだろう。いつまでもずっと命がつづいていくというだけでなく、未来と過去のすべてが現在と融合し、命のすべてが永遠の現在として存在する状態だと思う。

ずっと昔、自分とたいして年齢の変わらない大学生を相手に仕事をしていた頃、憧れの存在だったメソジスト教会のリチャード・キャンベル・レインズ司祭を、学生向けの週末の交流会に指導者として招聘した。司祭は招きに応じてくれたが、ためらいがちだった。七〇歳になり、ちょうど引退したばかりで、「はたして、学生たちに自分の話が通じるかどうか。私はこうして今、生きていますが、今どきの人間ではありませんからね」と言っていた。

思うに、レインズ司祭は、私が学生たちにプレゼントできる最高の〝現在《プレゼント》〟だったろう。七〇歳にして、長年の夢だった水上スキーをはじめたという話に学生たちは感激した。あの週末、レインズ司祭の存在とその生き方は、学生たちの心にまさに〝現在〟として迫り、だからこそ司祭を好きになったのだ。

私は、年齢を重ねた今だから、司祭の言ったことの意味が理解できるような気がする。ときおり世の中に違和感を覚えることがある。なにしろ、私の内部がつくられたのは馬ですきを引っ張って畑を耕していた時代だ。当時はラジオといえばぜいたく品だったし、男たちは正義の戦いでヨーロッパやアジアに出かけていた。私だって、今どきの人間ではない。

だが、今このときを生きている。ちょうどあの頃、レインズ司祭が毎日そうしていたように。だから司祭は私にとって憧れの存在だったのだろう。司祭の姿勢と存在があれほど胸に迫ったのは、バイタリティと経験のすべてを今という一瞬一瞬に詰め込んで生きていたからなのだ。

プレゼント（present）。この言葉が持つ二つの意味を考えてみよう。〝贈り物〟であると同時に〝現在〟でもあるプレゼント。**贈り物を受け取れるのは現在を除いて他にはない。そして、真の喜びを与えてくれる贈り物は、現在でしかない。現在は神からの贈り物なのだ。**

がんだから、私は、現在という永遠の今を自由に生きることができる。

希望を持つ

慢性の病気やそれに類する不幸がなくても、希望を持つことは可能だろう。でも、がんがなかった頃の私は希望を持っていなかったと思う。願望ならいくらでもあった。でも、自分に希望が必要だとは思いもしなかった。

使徒パウロは、「ローマの信徒への手紙」（第5章3〜5節）の中で、希望は苦難の末に得られるものだと言っている。もちろん、苦難からいきなり希望が生まれるわけではない。苦難は忍耐を、忍耐は品格を、品格は希望を生むと、パウロは言う。つまり、苦難を忍耐と品格というフィルターに通すと――なんだかニンジンを裏ごしするみたいだが――希望が出来上がる。

正直なところ、私の場合、忍耐や品格に関しては自信がない。そういうものは努力の末に獲得してこそ本物になるのだと思う。たとえ、がんのおかげで私がなにがしかの忍耐強さや品格を身につけたとしても、それは本物ではない。しかたなく、そうなっただけだ。がんなど放り出して、昔のような腰抜けの意気地なしに戻れるものなら戻りたい。そう思うときがたくさんある。本心とは裏腹に忍耐と品格のあるところ見せているのは、そうしなければならないからにすぎない。

けれども、希望となると話が違ってくる。がんと希望の両方があるのと、がんと希望の両方ともないのと、どちらかを選べと言われたら、希望を取るためにがんも取るだろう。パウロのような著名人に異議を唱えたくはないのだが、たとえ忍耐と品格にかなりの疑問がある人でも、希望は持てるのではないかと思う。

希望の意味を説明するのは本当に難しい。適切な表現を探し回ってきたが、頭で考えるよりも感覚としてとらえたほうが、わかりやすいのかもしれない。それでもあえて言葉にするとこうなる。**希望とは、命を肯定すること。つまり、この肉体で存在しているという事実を肯定すると同時に、自分の皮膚やオゾン層といった境界を超越するものとして実感すること**なのだ。たとえ命の一部しか見えていなくても、命全体に〝イエス〟と言う。そうやって実感される命は、入れ物がなんであれ、真実なのだ。

今の自分の入れ物――からだ、社会、時代――の向こう側を見るのは難しい。自分の入れ物以外に知らないからだ。なるほど、他のものがあるという証明はできない。だが、希望は言う。命はこんなに実感され、大切なものなのだから、入れ物など一時的な境界であって限界になどなりえないのだ、と。希望を知るために証明は必要ない。信仰と同じように、希望には「理性の知らない存在理由がある」のだ（※30）。

希望と願望の違いは、**希望の真の目的が完全性にあること**だと思う。本当の自分自身との関係、他の人間との関係、周囲の世界との関係、そして、そう、神との関係を完全にすることが、希望の目的なのだ。たしかに、完全性は、神の御前でのみ語るべきことなのかもしれない。もちろん神の代わりに別の言葉を使う人もいるだろうが。願望は求めること、別のものになるためになにかに憧れることだ。たとえば、庭を眺めて、以前はむき出しの地面でしかなかった場所にポニーがいてほしいと思う。希望とは、そのむき出しの場所が満たされると信じることだ。なぜなら、すべてのものの内にあって、すべてのものを通じて働かれる唯一の存在はすべてお見通しだからだ。希望とは、私たちの願望がどうであれ、私たちになにが必要かを知っている存在にゆだねられている。

この場合、論より証拠、理屈より実例で話したほうがよさそうだ。たいていの実例には説得力がある。

バージニア州のウィリアム・アンド・メアリー・カレッジは、南北戦争の打撃を受けて閉鎖された。戦争が終わると再開されたものの、再び七年間も休校となった。学生もいなければ、教授もいない、しかも建物は荒れ放題という状態だったが、それでも毎朝、学長は始業の鐘を鳴らしつづけた。それが希望というものだ。

がんだから、私は希望を持つ。

※30 フランスの哲学者ブレーズ・パスカルの言葉「心には理性の知らない理由がある」より。

14章　癒しへ向かって歩き出すとき

——調子を取り戻す——

たくさん泣く

もともとあまり涙もろいほうではない。たまに、成り行きに任せて泣いてみたいと思うことはあるが、涙は許されないものと幼い時分に覚えてしまった。映画館の暗がりでさえそうだ。主人公が濁った水の中に没し、取り残された白い帽子だけがぷかぷかと岸辺に向かって流れていく場面でも、ポップコーンを握りしめ、まぶたをぎゅっと閉じて、「涙よ、出てこないでくれ」と言い聞かせたものだ。

『名犬ラッシー』のオリジナル映画版を見たのは、七歳か八歳だったと思う。ラッシーが血だらけの足跡を岩の上に点々と残していくシーンを、今でも覚えている。あの気高い犬の痛みを分かち合うために手放しで泣きたいと、どんなに思っただろう。だが、実際には泣かなかった。こぶしを握り、まぶたを固く閉じて、悲しみを閉じ込めた。あれ以来、ずっとラッシーのために泣きたいと思っていた。ようやく泣けるようになったのは、こうして書いている今だ。

泣くことに関しては女性がうらやましい。妻と二人の娘は泣き上手だ。なにかの場面や行為や言葉に心が揺さぶられると、すぐにわかる。とたんに頬が濡れるからだ。妻たちには信じてもらえそうもないが、こんな私でも涙のよさを疑ったことはない。家族は私をまごつかせたくないものだから、あまり泣き顔を見せないように遠慮しているが、こちらの目を盗んで泣いていることくらいお見通しだ。私だって、自分の目を盗んで涙の二、三粒もこぼせたらと願わなかったわけではない。

　こうしてがんになってみると、泣いてもいいという許しが出たような気がする。もちろん、今でも人前では遠慮したいと思っている。わかってもらえるかどうか自信がないのだ。頭がおかしくなったか、画鋲を踏んづけたかと思われやしないだろうか。許しが出たといっても、泣きたければ、人知れず泣いてもいいと自分を許したということだ。

　もちろん、私の涙の一部は、手術のときの麻酔の後遺症だろう。化学療法にも泣かせる副作用があるのかもしれない。だが、こうして涙もろくなったのは、なにもかもが美しいからでもある。

　犬の散歩で、ドイツの片田舎にでもありそうなセント・ジョンズ教会の横を通る。化学療法のせいでくっついてしまったまぶたの隙間から、塔とステンドグラスを見上げると泣けてくる。餌箱からアザミの種をついばむヒワを見ても、テレビアンテナを駆け上がるリスを見ても、涙がこぼれる。妻の顔を見つめては泣き、友だちがやってくるのを見つけては泣き、ケン・グリフィー・ジュニアがヒット性の打球をランニングキャッチし、ランナーをアウトにするのを見ては泣く。

　泣いていると、すべてのものが調和し、他のあらゆるものと正しい関係を結んでいるように思え、自分が愛の真ん中にいるような気がしてくる。なにもかもが驚くほど美しすぎて、口を開くことすらできない。どんな言葉でも語りつくせない。だから泣くしかなくなる。

　寂しくて流す涙、悔しくて流す涙、そして悲しくて流す涙。そういう涙は、美しくて流す涙とどれほど違うというのだろう。私たちは、結局、愛ゆえに――愛がないことにつけ、あることにつけ――涙を流すのだ。だから、**涙は愛の証**と言えるだろう。

娘たちがまだ十代の頃のこと、ある晩、私が帰宅すると、二人はリビングルームのソファーで肩を抱き合い、ゆらゆらとからだを揺すりながら、まるで心が本当に壊れてしまったかのように泣いていた。私は娘たちの肩にそっと手を回すと、小声でたずねた。「どうしたんだ？　なにを泣いているんだい？」

ケイティが、はらはらと涙をこぼしながらメアリー・ベスの肩越しに見上げ、声を絞り出すように言う。「わからない。まだ聞いてないの」

誰かとともに愛と美しさを分かち合うために、その人の涙のわけを知る必要などあるだろうか？

涙は愛となって私たちを結びつけ、美しさの奥深くへと私たちを連れていってくれる。

がんだから、私はたくさん泣く。泣いていると、なにもかもが大丈夫に思えてくる。

さよならを言う

かつて住んだことのあるイリノイ州フープストンの町を車で抜けながら、ふと、この並木道を二度と見られないかもしれないと気づいた。この通りには懐かしい思い出が詰まっている。娘たちはここで十代を過ごし、車の運転を覚えた。上の娘のメアリー・ベスは、この町の茶色いレンガ造りの大きな高校を卒業した。金曜日は、夕食のあと家族四人で並木道の散歩を楽しんだものだ。老木の枝々がつくるひさしの下を歩いていくと、こじんまりした図書館が迎えてくれる。そこで週末に読む本を借り出した。あの起伏のない、だだっ広い通り沿いに住んでいた人たちは、皆とても親切だった。特に、ヘレンの母親が死の床にあった数カ月間は、本当に世話になったものだ。

がたがたとマッサージ振動を送ってくるひび割れた路面を、油断のならない穴ぼこに注意しながら走っていくと、もうフープストンに来ることは――心の中で訪れる以外に――ないかもしれないと思った。思い出は別として、この並木道にはさよならを言わなければならない。

だから言った。「さよなら、フープストン。私の人生の一部になってくれてうれしいよ。たくさんの楽しい思い出をありがとう。また何度も会えるかもしれないが、たしかなことは誰にもわからない。でも、もし会えなくても心配はいらない。きみのことは心の中にきちんとしまっておこう。どうかきみも私のことを忘れないでほしい」

ヘレンと一緒に、ブルーミントンにあるインディアナ大学構内の曲がりくねった道を歩いてみた。この大学は二人が出会って結婚した場所だ。ここで友だちになった人たちとは、今でも親しくつきあっている。なだらかな丘やライムストーンの建物を思い出すたびに、懐かしさで満たされる。満開のハナミズキとスオウを見ると、今でも試験勉強をしたくなる。大学で過ごした日々は、学問の扉を開き、当時はまだ存在さえ知らなかった友人や愛する人とめぐり会わせてくれた。

去り際、大学に話しかけた。「さよなら、インディアナ大学。きみのことは今も大好きだよ。でも、もう二度と会えないかもしれない。そうでないことを願っているがね。ここへ来ると渇きが潤される。このすばらしい泉に何度でも戻ってきたいと思う。でも、もしそれがかなわず、これっきり会えなくなるとしても、それはそれで心配いらない」

なぜかわからないが、かつて自分が過ごした場所に仮の別れを告げたくてしかたがない。なぜか、その場所にわざわざ足を運び、心を込めてさよならと手を振らずにはいられない。心の中でそうするだけでもよさそうなのに、なぜだろう。

そうだ、まだやりかけの仕事として人生に取り組むと、長期生存の可能性が高まるというではないか。かりそめの別れを告げるのも、やりかけを一つ片付けることになるのだろう。

命の期限が「一、二年です」と言われて、最初に頭に浮かんだのは、「一、二年ぽっちでは、返信用の宛名ラベルを使い切れないじゃないか」という思いだった。自分の住所の入ったラベルなんて自分しか使えない。しかも生きている間に限られている。**やりかけを片付けるという大仕事の一つは、このラベルを使い切ることなのではないか。**問題は、私に金を払ってもらおうとする、世の中の団体という団体――払ってほしくない団体などあるだろうか――が、粗品代わりにどんどん宛名ラベルを送りつけてくることだ。こちらを恥じ入らせて、なんとか金を払わせようというつもりなのだろう。この分では、やりかけの仕事を終えるのに二〇〇〇年はかかってしまう。

ときどきこんなことを言う人がいる。「子どもがベストの年齢って、いくつだと思いますか？　赤ん坊の頃？　三歳？　一日でいいから、あの頃みたいに可愛くなったらいいと思いませんか？」私たちはいつもこう答える。「いいえ。**今がベストの年齢だと思います。それが今あるべき姿だから**」

人生は、新たなものを手に入れるために今までのものを手放すことの繰り返しだ。だからと言って、過去を忘れるわけではない。物忘れするお年寄りでさえも、骨と肉に自分のあらゆる過去が記憶として刻まれている。ただし、私たちは過去に生きることはできない。神は常に私たちを前へ前へと向かわせる。

がんは、そうした真理を痛感させてくれるのだ。私はそのことを感謝している。だから、今は仮の別れを告げよう。**さよならを言うたびに、自分が時のはざまに生きていることを思い出す。**はざまは悪い場所ではない。

がんだから、私はさよならを言う。

朝に束縛される

舞台は自分のバスルーム。

大腸の三分の一を失って以来、毎朝、三回から五回は腸が開通する。同じ理由で愛犬から外に出たいとせがまれ叩き起こされてから、三、四時間にしてこの回数なのだ（何度も話してきたし、すでにどこかにも書いたが、今や私のスケジュールはこの件を中心に回っているのだからしかたがない）。開通自体はたいして問題ではない。本当に困るのは、ことの三〇秒から九〇秒前にならないと予告が来ない点だ。

これが一日の計画にいかに影響を与えるか。トイレまで三〇秒以上かかるような場所には行けない。だからこの大腸ならぬ半腸が公の場でも通用すると確信できるまでは、自宅で過ごすことになる。よそにだってトイレはあるが、たどりつくのに六〇秒以上はかかる。第一、列ができていたらどうする？　車にしたって、運転席のシートを便器に替えてくれる会社など見つからない。日本のメーカーでさえ引き受けてはくれまい（最先端を行っているとはいえ、まだまだなのだ）。だから、たとえば八時半に家を出るとしたら、五時半までには、いや、できれば、四時半には起きる必要がある。

朝食を取りながらの会議には出席できなくなった。それどころか、朝食を外で取ることすらできない。友だちや親戚のところに泊まるのも、私専用のバスルームを用意してもらわない限り無理だ。

がんになる以前は、たとえば朝九時から会議がある場合、六時に起きて、朝食を取り、車で出かければよかった。今は、前の晩に出発してモーテルに泊まり、五時に起きて、その時間でも食べられるように持参したもので朝食を済ませる。言うまでもなく、出席する会議や行事は、時間とコストの両面からかなり慎重に選ばなければならない。

　がん患者の中には、日常生活がもっと大きく変わってしまう人もいる。一方、見た目にはほとんど変わらない人たちもいる。とはいえ、皆どこかしら変化はする。鏡をのぞけば以前と同じからだが映し出され、スケジュール帳を見れば、まえと違わない予定で埋まっている。だとしても、私たちは〝変わる〟のだ。それを痛感させられる状況こそ違えど、変化は必ず生じる。私たちはキャンサー《がん》星から来たエイリアンなのだ。がんではない人と同じように見えても、実は同じではない。

　変わったという事実を否定しようとする人もいる。なにもかもが〝ふつう〟であるかのように振舞う。「がん？　それってなに？」などと言って、なにごともなかったかのようなふりさえする。そうかと思えば、変化にすっかり圧倒されてしまい、がんとそれが突きつけてくる要求に自分の生活を合わせようとする人がいる。自分を被害者としてだけ見るのだ。どちらにしても、がんが支配者であり、中心であり、その人の知っている唯一の現実ということになる。傍目にはわからない場合もあれば、見るからに振り回されているのがわかる場合もあるのだが。

　私の大腸は、自分が違う人間になったということをたえず思い出させる。がんは、私の人生を永久に変えてしまった。だが私は、**その人生を敵に回すのではなく、味方につけようと努力している。**たしかに今は、以前のようにはできなくなったことが、一時的にせよある。だが、できるようになったこともあるのではないか？　朝の過ごし方が変わってしまったことを嘆くよりも、その時間を使って人生を豊かにできないものだろうか？

今の人生でただ一つ確かな現実は〝変化〟だ。変化の波に乗って、どこへたどりつくのかを見守ることも、泣きわめきながら、いやいや変化に引きずられていくこともできるだろう。いずれにせよ、変化から逃れられはしない。私たちはがんのせいで変えられるが、がんのために生きているのではない。岩だらけの急な流れにも、静かな水たまりにも、愛は存在する。それに、このほうが、ずっとわくわくするときもあるのだ！

『旧約聖書』に登場するヘブライの族長ヤコブは、あるとき天使と格闘し、一生、足を引きずるようになる。だが、ヤコブはこの出会いによって祝福を受けた（※31）。足の障害は、ヤコブに祝福を思い出させる印になった。一歩踏み出すごとに、ヤコブは自分が〝ふつう〟ではないことを知る。まあ、天使と格闘しておいて、自分が永遠に変わったことに気づかない人はいないだろう。相手が死の天使ならなおさらだ。ヤコブの場合は足を引きずるようになり、私の場合は大腸が半腸になった。ある人は乳房のバランスを失い、ある人は腎臓の片方をなくす。人によっては、からだの傷は完全に消えるかもしれないが、魂には天使の跡が残るのだ。

たとえ、二度とがんを患うことはなくても、**私からがんが去ることは、けっしてない。がんは永遠に道連れなのだ。**いつまでも悩まされるだろうが、いつだって祝福はある。

がんだから、私は朝に束縛されている。だが、一日はその朝からはじまる。

※31　「創世記」第32章24～32節より。

なにも変わっていないふりをしたい

ある手術を受け、今、回復しつつある、というだけだ。なにも変わってなどいない。時間の使い方に気を使う必要も、体力を温存する必要もない。瞑想したり、健康に関する本を読んだり、サポートグループに参加したりしなくてもいい。すべてが元どおりになろうとしている。〝自然に〟振舞っていれば、それだけ早く元の生活に戻れる。そう自分に言い聞かせている。

だが、現実にはそういかない。**私の人生が元どおりになることは二度とないのだ。**何年かは知らないが、人並みの寿命を生きられるとしよう。それでも、検査を受けたり、症状に気をつけたりする必要がある。

がんを患うのは、アルコール依存症になるようなものだ。五年の間、いや一〇年だろうと二〇年だろうと、ずっと酒を断っていても依存症であることに変わりはない。どんなにわずかな量でも、最初の一杯が命取りになる。だからどんな集まりに出ても、「私はアルコール依存症なもので」と最初に言っておく必要がある。

治療の段階を終え、さらには定期検査の段階から脱してがん患者ではなくなっても、がん人間でなくなることはあるまい。心のどこかにいつもがんのことがひっかかっていて、「もしかしてまた」と怪しまずにいられないだろう。

なによりも、がんを経験すると、好むと好まざるとにかかわらず、そして自分ではどことはわからなくても、変わってしまうのだ。

世間では一般的に、年齢を重ねるごとにその人らしくなっていくと言われている。がんは、そのプロセスを中断させるが、本人の心がけ次第では、方向転換のきっかけにすることも可能だ。**がんの発生でからだに起きることはコントロールできなくても、心に起きることはコントロールできる。**

結局、なにも変わっていないふりをしたくても、実際には変わっているのだ。では、自分はどんなふうに変わりたいのか。もっとおおらかで、もっと霊的に豊かで、もっと愛情深い人間？ それとも否定してばかりの頑なな人間になって、がんにからだを蝕まれるように、ネガティブな気持ちに心を蝕ませ、人知れず着実に腐っていくのか？

誰かが、「人生はつらいことばかりだから、なにか大きなもののために生きるのでなければ、とてもやっていられない」と言っていたが、私ならこう付け加えるだろう。「がんはつらいことばかりだから、自分に必要な方向転換のきっかけにしなければ、とてもやっていられない」

もしかすると、自分でもずっとそんなふうに変わりたいと思っていたのに、その元気や勇気がなかっただけで、たまたま今そのチャンスがめぐってきたのかもしれない。いや、変わらざるを得ない状況になったのだろうか。**いずれにしても、自分のがんなのだから、変わるも、変わらないも、自分次第なのだ。**

こんな話を聞いたことがある。一匹の蛙が泥道をぴょんぴょん跳ねていた。そこは大型トラックがよく通る道なので、二本の轍が延々とつづいている。その横を蛙が跳ねていくと、轍の底に友だちがいるのを見つけた。

「そんなところでなにをしているんだ？　危ないじゃないか」と蛙はたずねた。

「わかってるさ」

友だちはため息をついた。

「でも、うっかり落ちてしまったんだ。何度も跳び上がってはみたけど、出られやしない。もうへとへとだよ」

最初の蛙が助けを呼びに池まで行くと、驚いたことに、すぐ後ろからさっきの友だちがやってきた。

「どうしたんだ？　一人で出られないんじゃなかったのか？」

「実はね、トラックが走ってきて、〝どうしたって〟出ないわけにはいかなくなったのさ」


がんだから、なにもかも同じというふりをしたい。でも、実際には同じでなどではない。ならば、今までの生き方から脱出できるのではないか。がんは少なくともそのチャンスを与えてくれる。

奇跡を信じる

スゴ腕のR&Bギタリスト、リー・アトウォーターは、パパ・ブッシュの大統領選では選挙対策本部の事務局長としてらつ腕を振るった。ありとあらゆる方法で対立候補を――負かすどころか、まるで葬り去るかのように――叩きのめし、卑劣であることを誇りにしていた。その人物が四〇歳の若さで悪性の脳腫瘍のために亡くなった。生前、アトウォーターはこんなことを書いている。

――私は、誰よりもたくさんの富と権力と名声を手に入れた。だが、人はほしいものをすべて手に入れても、むなしさを感じるものだ。その真実に目を向けさせるために、私の場合は死の病が必要だった。しかし、この国には――無慈悲な野心に溺れ、モラルの退廃したこのアメリカには、どうか私のことを教訓にしてもらいたい。一九九〇年代のこの国を誰が引っ張っていくのか、私にはわからない。だが指導者には、アメリカ社会の中心にできた魂の腫瘍ともいうべきこの精神的な空洞に語りかける人であってほしいのだ。

リー・アトウォーターは亡くなった。たしかに、からだは治すことができなかった。けれども魂は癒された。権力から平和へ、欲望から愛へ、冷笑から希望への回心は、どんな治療法よりも大きな奇跡を起こした。**奇跡とは常に癒しの中にある。**その癒しによってからだも回復するのなら、そのときは大いに喜ぼう。いずれにせよ、奇跡は愛の中にある。

それが奇跡の定義としてふさわしいと思う。つまり、愛の不在が支配していたところに、愛が現れること。奇跡とは、不可解な現象としてよりも、神の存在を示すものとしてとらえられる。奇跡を起こすのは、愛であり、神の存在なのだ。

勝者らしい〝生き方〟、つまり愛に満ちた生き方ができるようになれば、実際の勝ち負けには関係なく、必ず奇跡は起きる。リー・アトウォーターに起きたのは、まさしく奇跡だった。**奇跡とは生きるか死ぬかの問題ではない。完全になれるか、なれないかの問題なのだ。**

奇跡――愛によって完全になることは、からだに起きる場合もあれば、精神に起きる場合も、その両方の場合もある。だがそれは、病からの回復とは違って、生命全体に〝奇跡〟と書かれることなのだ。

ローマカトリックのマーブ・モテット神父は、自らのがん体験について語ったことがある。私が最初に聞いたのは二〇年前だが、その頃には理解できなかったことが、今はわかるようになった。疲れやすさを感じていた神父は、検査を受けにいった病院で、初めてその言葉を聞かされた。がんが見つかったのだ。しかも治療不能の。

神父は言う。「怒りも不満も感じませんでした。静けさにすっぽり包まれた気がしたのです」

医師は治療の施しようがないと言ったが、病状が進んだら、ヒューストンの病院を紹介するので、そこで試験的な治療に参加してはどうかという話だった。そこで神父は診断を受け入れ、症状が悪くなるのを待った。

どんどん疲れやすくなり、いつもどおりの仕事ができなくなっていったが、片時も修道院を離れずに祈りつづけている修道女たちに、ときおりミサを行うことはできた。修道女の一人、シスター・キャサリンが、神父が回復するまでずっと祈りを捧げることにしたと言うと、神父はにっこり微笑んだ。微笑むのはいいことだ。

いよいよ病状が進み、ヒューストンで臨床試験に参加するときがきた。神父はそのときを心待ちにしていた。試験に参加すれば、少なくとも他の患者を救う方法を見つけるのに協力できるかもしれないのだ。さまざまな検査を受けたのち、研究主任に呼ばれた。

「モテット神父、なぜここへいらしたんですか?」と主任はたずねた。

「なぜって、がんだからですよ。病状が進んだら、こちらにと言われて……」

主任は検査結果の書類をひらひらさせながら、神父の言葉をさえぎった。

「がんではありませんよ。どこにも見つからないんです。ありとあらゆる検査をしてみましたが、あなたには、まったくがんなどありません」

その後、別の町の別の病院を訪ねた神父は、去り際に以前と同じ静けさを感じた。それは、最初に告知されたときに感じた静けさでもあり、わけのわからぬうちに出現したがんが、わけのわからぬまま消滅したと聞かされたときに感じた静けさでもあった。

「そのとき気づいたのです。聖人暦で言うと、ちょうど〝聖カタリナ《キャサリン》の日〟でした」と神父は言う。

この実話の奇跡の読み取り方はいくつもあるだろう。だが、私にとっては、回復の奇跡よりも癒しの奇跡のほうが印象深い。誤解しないでいただきたいのだが、私は別に回復が嫌いなのではない。それどころか自分も回復したいし、皆さんにも回復していただきたい。けれども、最終的な回復、つまり病の解決とは死なのだ。誰もがいつかはなにかの原因で死を迎える。モテット神父の奇跡は、**魂の静けさを保ちつづけたこと――告知を受けても、からだが弱っても、回復し元気を取り戻しても、常に神の存在、愛の存在に気づいていたことにある**と思う。

がんだから、私は奇跡を信じる。

ロバを拝借する

イエスは弟子たちに向かって言われた。「今日は棕櫚《しゅろ》の主日《しゅじつ》だから、町へ行って、ロバを引いてきなさい。もし誰かになにかを言われたら、『主がお入用なのです』と答えなさい」（※32）

それで思い出すのが、クラスメートで〝目立ちたがり屋〟のボブ・ラインハートが、ボスウェル氏の愛車オールドモービル・ロケット88にエンジンキーが挿したままになっているのを見つけたときのことだ。日曜日の午後で、ボブは車を拝借してひとっ走りしようと思った。自分の車が家の前から滑り出すのを見たボスウェル氏は、スリッパをつっかけたまま、新聞の日曜版の漫画を片手に私道に飛び出し、車を追いかけた。

「なんで、私の車を持ち出すんだ」と叫ぶと、目立ちたがり屋は大声で返した。

「入用なんです」

これにはボスウェル氏もあっけに取られたことだろう。

町へ向かったイエスの弟子の一人が、もう一人をつっつきながら言ったとか。「死海のほとりに別荘用地を持っているんだ。買いたいと言う人がいれば売るんだがな」

エコノミストたちはこぞってイエスを自分の派閥と思いたがる。だがイエスは無派閥だった。経済をまるで無視したアプローチを取り、なんでも借りてすませた。水を借りてぶどう酒に変えたが、そのぶどう酒を注ぐ石のかめも借り物だった（※33）。舟を借りて、その上から教えを説いたり、湖を渡ったりもした（※34）。家々を借りて、食事をし、人びとに教え、病人を癒しもした（いつも首尾よくことが運んだ家ばかりではなかった。中風の人を運び入れ癒してもらうために、屋根を壊された家もある）（※35）。息子と娘、兄弟と姉妹、夫と妻を借りて弟子にした（※36）。人から借りた二階の広間で、借り物の友人たちと最後の晩餐を開いた（※37）。生まれたときの飼い葉桶（※38）も、処刑されたときの十字架も、埋葬された墓もすべて借り物だった（※39）。

イエスのすばらしさは、取る者ではなく与える者だった点にある。健康、愛、真理を与え、しまいには自分の命まで差し出しながら、自身は生涯ものを借りつづけた。

各地を行脚する指導者であり、哲学者でもあったイエスのライフスタイルだけが理由ではないだろう。私たちの持っているものがすべて借り物であることを、イエスは教えたかったにちがいない。貸し借りに関するあらゆる非難を無視し、下着を取られれば上着も取らせ、一ミリオン歩かされるならその倍を歩き、右の頬を打たれたら左の頬を向けよと説いた（※40）。それもこれも、人は誰も自分のものを一つも持ってなどいないからなのだ。大きな車庫に高級車を並べ、スイス銀行にお金を預け、たとえ全世界を手に入れたとしても、自分自身を所有していると言うには不十分だ。自分自身、まさに自分の命は、神から借りた物なのだ。そんな人間が、なにを手に入れようと、自分のものだと主張することなどできるだろうか？

だから、キリスト教徒はイエスを〝神の言葉〟と呼ぶ。あるいは、〝神からのメッセンジャー〟〝神からの派遣教師〟〝神のスポークマン〟と呼んでもいい。イエスは、言葉に限らず、その生き方によって、私たちが自分のものではなく神のものだということを教えられたのだ。

目立ちたがり屋のボブと私は、日曜学校で宗教的な会計理論を学んだ。つまり〝自業自得〟ということだ。ボスウェル氏に車を返したボブは、その理論を実証することになった。わが町では、ロバでも車でも勝手に持ち出しておいて、逃げられる者はいなかった。

要するに、イエスが教えられたのは恩寵の理論だ。私たちは借り手であり、自分の命にも、神に対しても所有権を持たず、ただ、愛によって無条件に無償で与えられるもの以外には自分のものだと言えない。そのことをイエスは示された。恩寵は契約書を必要としない。情報操作で得られるものでもない。恩寵とは、借り手の私たちがけっして返せないと知りながら借りるものであり、愛という名の貸し手自身が返されないことを知りながら貸すものなのだ。

私たちがん患者は病を治そうと努力するし、そうあるべきだ。化学療法や放射線治療を受けたり、回復するイメージを思い浮かべたり、瞑想したり、笑ったりする。ただし、そうした努力も、それ自体が贈り物だということを理解しない限り効果を上げはしない。回復に努めるのは、人生には生きる価値があるからこそ。そして、その価値を与えてくれるのは愛をおいて他にはない。がんから回復しても、愛のない人生を生きるのではなんになろう？ **愛は贈り物であり、常に借り物であり、常に無償の恩寵なのだ。** こうして本を書くことで、私は読者から一目おかれたり、おそれられたり、評価されたり、尊敬されたりするかもしれない。そうだとしても、私を愛してもらうためにできることはなに一つない。愛はプレゼントのように包まれて差し出される。大きな愛の貯蔵庫から一時的に借り受けるものなのだ。

愛の神は私たちのところにやってきて言う。「人生に必要なものは、私から借りればいい。ただし他の人たちが借りるのを邪魔してはならない。人生は、勝ち取れば地獄になるが、借りれば天国になる。だから借りるのが一番だ。さあ、私のところにロバを連れてきなさい」

がんだから、私はロバを拝借する。

※32『新約聖書』「マルコによる福音書」第11章1～11節より。
※33「ヨハネによる福音書」第2章1～9節より。
※34「ルカによる福音書」第8章22～25節他より。
※35「マルコによる福音書」第2章4節より。
※36「マタイによる福音書」第12章46～50節より。
※37「ルカによる福音書」第22章7～14節他より。
※38「ルカによる福音書」第2章7節より。
※39「マタイによる福音書」第27章32～61節他より。
※40「マタイによる福音書」第5章38～42節より。

壊れている

からだが粉々に砕けたとか、精神が壊れたというわけではない。ある程度はそうかもしれないが。もっとも、健康に対する絶大なる自信が崩れ去ったのはたしかだ。以前は病気にすらならなかった。がんが他の人に襲いかかることはあっても、私のところには来なかった。親類一同を見渡しても、がんになった人は皆無に近い。ところが、かつて健康に関して私が誇っていたあの自信、というか尊大な思い上がりは、完全に打ち砕かれてしまった。

でも、悪いことばかりではない。『旧約聖書』の「詩篇」の作者は、「神よ、あなたは砕けた悔いた心をかろしめられません」（「詩篇」第51編17節）と言っているではないか。つまり、神は壊れたものをお使いになるということだ。もちろん神が使われるのはそれだけではないが。

神は壊れたものを使って学ばせる。長年ドジャースの監督を務めたトミー・ラソーダは、息子を三三歳で亡くした。そのときのことをラソーダはこう言っている。「最初に神が私のところに来て、『おまえに息子を授けよう。ただし三三年間だけだ。そのときが来たら息子を返さなければならない。きっとおまえの心は張り裂けるぞ。それでもいいか』と言ったとしよう。それでも私は、両手を差し出して『息子をください』と答えただろう」

神は壊れたものを使って分かち合いを実現する。イエスは、最後の晩餐で皆に与えるためにパンを裂いた。裂かなければ、分け与えることはできなかった。作家のルーエル・ハウは、からだが麻痺し車椅子で教えているダンス教師のこんな言葉を伝えている。「麻痺するまでは教えることができませんでした。以前は、自分の踊りだけに夢中になっていて、人と分かち合うことなど無理だったのです。からだが壊れて、初めてそれができるようになりました」

神は壊れたものを使って力を生み出す。そのいい例が原子だろう。単なる小さな粒子にすぎないものが、分裂したとたん、物凄いパワーに変わるのだ！　それは、神がこの世を創られたときの被造物に宿っている性質だ。パワーは壊れた後にやってくる。

神は壊れたものを使って癒しをもたらす。整形外科医の仕事を例に取ると一番わかりやすい。骨を正しい位置に戻すために折らなければならない場合がある。私たちがん患者にはその理由がよくわかる。癒えるためには、文字どおり、自分たちの一部（乳房だったり、大腸だったり、腎臓だったり）を壊さなければならないからだ。

オスカー・トマス・オルソンという人がこんな話をしてくれた。少年の頃、空気銃がほしくてしきりにせがんでいたところ、父親が一丁買ってきてくれた。ある日、納屋の屋根裏に持ち込んで撃っていると、ガラスの砕け散る音がした。母屋で使っていた古びた防風用の窓ガラス――木製の枠にはまったタイプで、春にはずして秋に取り付けるもの――が屋根裏にしまってあったのを思い出した。見ると、たしかに束ねて壁に立てかけてあった。空気銃のペレット弾がその窓をことごとく粉砕して、無傷なのは最後の一枚だけだった。オスカー少年は、壊したことを隠すために、すばやく最後の一枚を手前に持ってきて重ねた。

夏休みは台無しになった。買ってもらったばかりの空気銃がちっとも楽しくなかった。一日また一日と秋の気配が漂い、母屋に防風窓を戻す日が近づいてきた。間の悪いことに、父親は、あちこちでわざわざ息子の自慢話をしているようだった。友だちや近所の人から親戚にまで、うちの子は実にできのいい、誇りに思える息子だ、とふれ回っているのだ。

ついに耐えられなくなったオスカー少年は、父親のところへ行き、窓を壊してしまったことを告白した。

「ああ、知っていたよ。いつ言い出すかと待っていたんだ」それが父親の答えだった。

「あのときほど、父との距離が縮まったと感じたことはない」とオルソンは当時を振り返りながら語った。

神は、壊れたもの――裂いたパン、断たれた絆、壊れたからだ――を使って、私たちの目を覚まし、お互いを近づける。

がんだから、私は壊れている。だが心配はいらない。

15章　一喜一憂するとき　——検査——

Now that I have cancer...

テストに失敗したい

がん患者にとってマイナスはプラスを意味する。一番聞きたいのは、なにもなしという知らせ。減点していってゼロになるのが最高なのだ。

世界中を探しても、テストでマイナスをもらいたいと願うのは、がん患者くらいなものだ。このときばかりは〝－（マイナス）〟記号が吉報になる。

「先生、検査《テスト》の結果はどうでしたか？」

「なにもなかったよ」

とまあ、これが理想の会話！

ヤンキースのヨギ・ベラが頭にフライボールをぶつけ、病院に運ばれたときのことを思い出す。レントゲンの結果、「ヨギの頭部からはなにも見つかりませんでした」と発表された。おかしな話ではないか。数々の迷言と独特の思想で知られるヨギなのに、その頭からなにも見つからないだなんて。そのうえ、それがよい知らせだとは。だが実は、なにもないことが重要ななにかを意味することは多い。

今の私は、そういう重要な意味を帯びた〝なにもない状態〟を得るのに苦心している。化学療法はもう終わったからだ。健康状態を保つためにいろいろやってはいるが、どれ一つとして医学的なことではない。化学療法なり、放射線治療なりには一種の安心感がある。副作用はおそろしい。でもそれは、がん細胞という小さくてすばしっこい悪魔を追いつめるためになにかしているという証だった。なにかをしているうちは、こちらに主導権がある。

友だちが長くて美しい赤毛を化学療法で失った。治療が終わるとまた髪が生えてきたが、本人はこう言った。「なんだかこわいわ。髪がないのは、一生懸命がんと闘っている証拠だったのよ。こうしてまた髪が生えてきたけど、別のものまで戻ってこないかしら」

だから私たちがん患者は、少しおびえながらテスト（検査）を受ける。今度はマイナスでなかったらどうしよう？　なにもない状態から、なにかある状態に変わっていたら？

こういう恐怖を乗り越える手立てはなにもないと思う。瞑想し、祈りを捧げ、誰かを愛し、忙しくしていても、常に頭のどこかに検査のことが引っかかっている。

癒しというものは、いつだって、非存在、つまり無の中にあるのだろう。心の平和、完全性、幸福——それらが得られるかどうかは、ゼロになり自由になれるかどうかにかかっている。**荷物をたくさん引きずっているうちは自由になれない。人生に意味を持たせるために〝もの〟に頼っているとしたら、完全とは言えないのだ。**

これは通常の成功の定義とは、まったく逆ではないだろうか？　成功とはより多くを得ることであって、今持っているものをなくすことではないはずだ。「一番たくさん持つ者が勝つ」と言われるように、お金であれ、車であれ、昇進であれ、勝ち星であれ、セックスの相手であれ、より多くを得る者が成功者ではないのか。

がんは別の成功があることを教えてくれる。一番少なく持つものが勝者なのだ。

この件に関してイエスはなんと言っていたか？「行って持ち物を売り払い、貧しい人びとに施しなさい。それから私に従いなさい」（『新約聖書』「マタイによる福音書」第19章21節他）。つまり、かつて北米先住民の間で財力を誇示するために行われていた贈答の儀式、〝ポットラッチ〟のようなものだ。互いに斧をふるって財産を奪ったり奪われたりする代わりに、贈り物合戦を繰り広げる。より多く与えることのできた部族が勝者になる。なんと高度に進んだ戦い方をしていたことか。その人たちを〝野蛮〟だとか〝原始的〟だとか呼んでいるのだ。

がん細胞から逃れられさえすれば、勝者になれるわけではない。がんに勝ったと言うためには、敵意、意地悪さ、偏見、不親切といったテストにもマイナスがつかなければならない。

なにが待ち受けているかを知りながらエルサレムに向かったイエスのことを思う。イエスもまた、テストでマイナスをもらわなければならなかった。なにしろ、あれだけの力を持っていた方なのだ。まとっていた服には触れた人を癒す力があり、その声はラザロを墓からよみがえらせるほど力強く、足は水上を歩くことができた。イエスの試練《テスト》は、その力を〝使わず〟無になること、「（試練は）私の願いでは〝ない〟のです」と祈り、告発者の前に静かにたたずむことだった。

イエスはテストに失敗し、試練から逃れられなかった。その失敗は救済と呼ばれている（※41）。

がん患者にはよくわかる。私たちの場合、検査《テスト》でマイナスをもらうのはいいことだが、いつか、イエスのように失敗するときがめぐってくるだろう。主導権を握るのをあきらめ、化学療法や放射線の力をあきらめ、肉体が存在するのをあきらめる、そんなときが訪れるのだ。それはそれでいい。

このからだが行けない場所へ私たちを導いていこうという、神の計画の一部なのだから。

がんだから、テストに失敗したい。

※41　ゲッセマネの園で祈りを捧げたイエスは、最初は試練を拒否し、次に受容し、最後に試練の実現を願うようになった。『新約聖書』「マタイによる福音書」第26章36～39節より。

第二部　〝愛する人〟ががんになったとき

16章　希望が日課になったとき　——長期生存——

Now that I'm a long-term survivor...

日常と向き合う

イギリスの首相だったウィンストン・チャーチルは、「撃たれても無傷でいられることほど爽快なものは人生にない」と言った。その気持ち、よくわかる。私もがんの銃弾をかわしてきたからだ。実に爽快だった。恐怖や苦痛はあっても、がんと闘っているときほど生きていると実感したことはなかった。だが、ずっと崖っぷちで生きていくことなどできない。スカイダイビングを楽しむべきときと、地上に降りて仕事すべきときがある。

イエスの〝変容〟と呼ばれる興味深い話がある。イエスは一番親しい友人たちを連れて山に登るのだが、そこで一行が神を体験するという話だ。イエスは一同の目の前で光り輝く姿に変わり、モーセとエリヤも出現する。友人たちが「これはすばらしい。ずっとここにいましょう」と言うと、イエスは「いや、ふもとへ戻ろう。そこが私たちの活動すべき場所だ」と言われた。イエスが一行を連れて山を下ると、案の定、人びとが集まっていて、中には病気の子どもという現実的な問題を抱えている人もいた。それが、避けては通れないイエスの日常だった（詳しくは、「マタイによる福音書」第17章1～8節、「マルコによる福音書」第9章2～8節、「ルカによる福音書」第9章28～36節）。

大好きな作家イレイン・ファウラー・パレンシアの本に、『*The Dailyness of It*（そのことの日常）』という詩集がある。息子のアンドリューとコミュニケーションを取りたくて書かれたものだ。ただし、三〇代になるアンドリューは字を読むことができない。からだと脳にいくつかの問題があり、常に介護を必要としている。一度もしゃべったことがない。

アンドリューの世話という日常を題材にしたイレインの作品を読んでいると、**人生の大部分は、日常の繰り返しなのだ**ということに気づく。**たまに強烈で刺激的なひとときが訪れることもあるが、そこにしか喜びや意味を見いだせないとしたら、人生の大半は無駄になるだろう。**

何年もまえに読んだ小説に〝幸福マシーン〟を発明する男の話があった（※42）。その機械の中に座ると悩みはすべて消えうせる。最初は、家族も近所の人びとも次々にやってきてマシーンに座るのだが、そのうちに来なくなる。男にはなぜだかわからない。妻に愚痴をこぼすと、こんな答えが返ってきた。「わからない人ね。誰だってずっと幸せでいられないのよ。マシーンの中にいるうちは、そりゃあ、いい香りに包まれていられるし、誰にも悩まされず、なんの問題ないわ。でもね、マシーンから出たら、洗わなきゃならない食器が待っているのよ」

その夜、男は自宅の前にたたずんでいた。外は暗いが、中は明かりが灯っている。夕食の支度をしている妻、宿題をしている娘、ボードゲームで遊んでいる息子が見える。そうやって自分の家庭をしげしげと眺めるうちに、男は思った。「ああ、これが幸福マシーンか」

がんを克服したから、私はその日常の中で完全な自分になる。

※42　レイ・ブラッドベリの短編集『たんぽぽのお酒』（晶文社刊）に収められている作品。

まだお手本がほしい

「はじめに」でも触れたが、数年まえに、この本の初版を探しているという女性が電話をかけてきた。妻が出て、その本ならまだ出ていますよと答えたのだが、相手は本当に買おうかどうか迷っている様子だった。私のことをいくつか質問したあと、こう締めくくったそうだ。「買うまえに確かめておきたかったんです。ご本人がまだ生きていらっしゃるかどうか」

なんだか妙だ。今でもみんな、『(新約聖書の)ローマの信徒への手紙』や『ニコマコス倫理学』や『ハムレット』をどんどん買っているではないか。それを書いた使徒パウロも、アリストテレスも、シェークスピアも生きてはいないのに。とはいえ、その女性を責める気はない。がんと闘っている人だとしたら、よい手本ばかりを集めたいと思うだろう。長期生存者はよい手本になる。

この本を書いている今、妹が卵巣がんの二度目の化学療法を受けている。最初に告げられた予後は芳しいものではなかった。でも、同じような余命と言われながら、その後一〇年も元気でやっている生存者に会うようになり、妹はこう言っている。「あきらめることなんかないわよね? 私だってそっちのグループに入ってもおかしくないでしょう」

気持ちはよくわかる。私も、最初の腫瘍科医がふと漏らした言葉であと二年の命だと思ったが、そのうち長期生存者から「ああ、大腸がんなら、私も二〇年前にやりましたよ」という話を聞くようになった。二〇年だって？　そりゃすごい！　二年とは大違いじゃないかと思った。

がん撲滅団体〝キャンサーマウント（※43）〟の設立者リン・リンガーは、生存率がたった一％と言われた時代に卵巣がんを克服し、かれこれ三五年になる。リンは、私が化学療法期間中の夏に妻と一緒に参加した、イリフ神学校の〝がん患者を力づける〟という講座で講師をしていた一人だ。当時、長期生存歴二〇年のベテランだった。受講者の大半は牧師としての訓練中だったが、その他に患者が一人と患者の伴侶が何人かいた。ある日、円形に座っている参加者一人ひとりに、講師のジョン・アンデュリーが「二〇年後にどこにいたいですか？」とたずねていった。私は、「リンの椅子に座っていたいですね。それでみんなに同じ話を聞かせるんです」と答えた。その夢がもうすぐ実現しそうだ。よいお手本になれてうれしい。

一方、ダナ・リーブという人は、長期生存者ではないが、癒され、完全になったという意味で、やはりがん闘病のすばらしいお手本だ。大人になってからの人生のほぼすべてを、元映画俳優で四肢麻痺の夫クリストファー・リーブの介護に捧げたが、夫の死後、息をつく暇も、自分のためにかする暇もないうちに、今度は自分ががんになった。そして治療を受け、亡くなっている。がんがあってもなくても、ダナは完全に人生を生き抜いた。人生は暦の年数ではなく、心に刻まれた年数で測る。その意味で、ダナは目いっぱい豊かに生きたのだ。

私は、もしがんを克服できたら、その後の人生は一瞬たりとも無駄にするまいと真剣に思った。痛みのない一瞬一瞬に感謝し、今という瞬間を生き、チャンスは一つ残らず大切にし、愛のみに生きるのだ、と。で、はたしてどうなったか？　今の私は、痛みがないのを当然のごとく思っている。

よい行いのために使えるはずの時間を片っぱしから無駄にし、くだらない間違いを犯してもいる。だから、あいかわらずよいお手本が必要だ。長期生存者でなくていい。**一瞬一瞬を大切にする方法を知っている人、完全な生き方を知っている人に教えてもらいたいのだ。**

がんを克服したから、私には今でもよいお手本が必要だ。

※43 キャンサーマウント＝「がんは克服できる」の意。

誰かのおかげ

この本を読んでいるあなたが、大腸がんで化学療法を受けている人だとしたら、私に借りがある。なにしろ、一年間の臨床試験に耐え、化学療法が半年で十分なことを証明したのは、この私なのだ。後半の半年間は苦難の連続だった。読者はその余計な半年を苦しまずに済むのだから、感謝していただきたい！

手術のあと、自分にできることといったら、後ろを振り返り、やぶにらみでガニ股で脳タリンのがんが追いかけてこないかを見張っているくらいしかないと思っていた。だから、ハットフィールド医師から他にもやれることがあります、と言われたときにはほっとしたものだ。とはいえ、それも一五分間だけだった。〝やれること〟というのが臨床試験とわかったからだ。コンピュータがアトランダムに参加者を振り分け、半年間の地獄を経験するグループと、一年間の地獄を経験するグループができるという。その話を聞いた瞬間、コンピュータから一年の刑を下されるにちがいないと思った。コンピュータには日頃からよく思われていない。

開始から三カ月たった頃、この分では半年だって持たないだろうと思った。化学療法のありとあらゆる副作用を経験した。それはもう悲惨な状態だった。ついに、ある日の未明、心に誓った。半年が過ぎたらリタイアするぞ。そこで、ハットフィールド先生に半年のグループに替えてくれるよう頼みにいったのだが、これが間違いだった。

先生はあまり同情してくれなかった。「データを台無しにするつもりですか！」と声を荒げる。「将来、患者さんたちを半年治療すべきか、一年治療すべきかわからなくなるじゃないですか！」

私も負けじと叫んだ。「将来の患者のことなんてどうでもいいんです。私にとって問題なのは、現在の一人の患者だけです。しかもその人は参っているんですよ！」

じつのところ、そこまでは言わなかった。心の中で思っただけで、あまりにも身勝手な感じがしたので声に出さなかった。その代わりに歯を食いしばり、それ以外に食いしばれるものはなんでも食いしばり、耐え抜いた。

自分よりもまえに、がん退治の旅路を歩んでくれたあらゆる人たちに借りがある。**知識と思いやりを蓄積するのに貢献してくれた患者、医師、看護師、薬剤師、研究者がいたからこそ、あとにつづく患者は、そこにバケツを浸し、希望と癒しをくみ上げることができるのだ。**

ある人たちは、何年もかかって化学や生物学を学び、その後、何年も白衣に身を包み、窓のない研究室にこもって実験器具の中に埋もれて過ごす。髪が薄くなり、目がかすみはじめた頃にようやく、芽細胞腫とか黒色腫とかなんとか腫をやっつけてくれるかもしれない新たな薬の候補を発見するのだ。

そうかと思えば、医大や看護学校や薬科大で何年も勉強し、研究者たちの見つけた成分の使い方を学ぶ人たちがいる。

そして、あなたや私のような人間——半年か一年の臨床試験に身を捧げ、あとからくる患者に少しだけ楽できるように道筋をつけてあげる人――がいるわけだ。

あとの人たちは皆私たちに借りがあるが、その私たちも、まえの人たちに借りがある。**がんにかかわる人たちは、皆借りがある。誰かに借りると同時に、誰かに貸してもいる。**

もし化学療法を半年しか受けずに済んだら、そのときは〝誰〟のおかげかを思い出してほしい。

長期生存者だから、私はあなたに貸しがある。

ビッグストーリーになる

子どもの頃の夢は新聞記者だった。それも、市議会であったことなどを書く記者ではなくて、〝ビッグストーリー〟をつかんでくるような記者。毎週聴いていたラジオ番組のタイトルがビッグストーリーだった。いろいろな記者が取材してきた実話をドラマチックに披露する番組で、テーマになるのはいつも人間とか生死のことで、たいていは九死に一生を得たという話だった。だが、その後〝神様からの不思議な呼び出し〟を受けた私は、新聞記者になるコースからはずれて牧師になった（その辺のいきさつは、拙著『*The Strange Calling: Stories of Ministry*（不思議な天職――牧師の物語）』（※44）に書いた）。

でも創作はあきらめなかった。生と死というビッグストーリーのテーマでたくさんの作品――短編小説、エッセイ、説教の原稿――を書いた。だが単行本で出したのは本書が初めてだ。

この本の初版が出たことを人に宣伝して喜んでいたのは、私自身よりも、家族や、叔父、叔母、いとこたちをはじめとする親戚だったと思う。特に楽しんでいたのは妻と娘たち、そして義理の息子たちだった。中には書店まで出かけていって、表紙がちゃんと上を向いているかどうか確かめる者までいて、表向きになっていないと、本が目立つように向きを変え、陰ながら店員の仕事を助けてやったりしていた。

娘たちが友人の若い女性にこの本のことを紹介すると、後日こんな話をしてくれたという。「半年まえにエイズの検査をしたんです。結果は陽性でした。でも、たまに間違って陽性と出ることもあるので、六カ月待ってもう一度検査すると言われました。自分でも身に覚えはありましたよ。もしエイズだとしたら、死刑宣告を受けるようなものだということもわかっていました。すごくおそろしくて、心細くて、でも、恥ずかしくて友だちには言えませんでした。もちろん親にも無理です。誰にも言えることじゃありません。ところが、あなたがたがお父さんの本のことを教えてくれて、すごくいい本で誇りに思っているという話をしてくれました。それで思ったんです。がん患者にいい本だとしたら、エイズ患者にもいい本なんじゃないかって。六カ月の間、この本だけが私の友だちでした。つい先日、もう一度検査を受けてきたんですが、最初の陽性という結果は間違いだったとわかりました。エイズじゃなかったんです。でも、あなたがたがお父さんの本の自慢話をさかんにしてくれたことに感謝しています。その本は、私にとってサポートグループのようなものでしたから」

なるほどよくわかる。私も、あまりに具合が悪かったり、疲れていたりしてサポートグループの集まりに行けないとき、本を読んだりテープを聴いたりしたものだ。**そういうときの本はサポートグループだった。**この本を患者に配っている友人は、渡すときに「はい、あなたのサポートグループだよ」と言っている。**自分のビッグストーリーがエイズかもしれなかったその若い女性の支えになれたことには、私自身、いつまでも感謝するだろう。**どうかこの本があなたにとってサポートグループになりますように。

長期生存者だから、私はビッグストーリーになり、サポートグループになる。私は、そのストーリーに登場する人たちとともにある。

※44　日本版未刊行。

愛の街に住む

映画『フィラデルフィア』を見たことがあるだろうか？　トム・ハンクス演じる同性愛の青年弁護士アンドリュー・ベケットがエイズになり、事務所を解雇されるというストーリーだ。共同経営者たちは、ベケットの仕事ぶりがお粗末だからクビにしたのだと主張するが、エイズと同性愛のことを知るまでは、常に出世頭と評価していたのだった。ベケットは事務所を相手取り訴訟を起こし、最後には勝つ。その途中で、恋人、母親、友人、同僚たちとの関係が明らかにされていく。

映画は必見もので、数々の賞を獲得した。その中にはトム・ハンクスのアカデミー主演男優賞受賞と、ロン・ナイスワーナーの脚本賞ノミネートも含まれている。

封切りはこの本の初版が発売されてから間もない頃だった。ある人が、フィラデルフィアの新聞に載った映画の評論記事を送ってくれた。そこにはこう書かれていた。「映画館から出てくると感想をきかれたので、自然に思い浮かんだことを口にした。『エイズの宣伝映画だね』と。どうやら最近は人を病気で識別する時代らしい。こんなタイトルの本が出たくらいだ。『がんだから私は完全になった』（※45）」

愕然とした。なんということだ！　それとも記事を読み間違えたのか。この本ががんの宣伝になるだって？　人ががんのあるなしで区別されるだなんて、どこに書いただろう？　よかれと思って出した本が逆効果だったのだろうか。

この本に対する二つの批判を耳にした。一つは、友だちからもらって読んだというがん患者から返ってきたつれない言葉。「楽観的すぎてついていけないわ」。もっと楽観的にしてあげられればよかったのだが、私にはどうしようもない。

もう一つは、何度か耳にしてきた「別にがんがなくたって、完全な人間になれるでしょう」というもの。まったくそのとおり。「がんだから私は完全になった」というのは自分の実感から出た言葉であって、万人の気持ちを代弁しているわけではない。完全な自分らしい自分になるための楽しくも困難な闘いは、がんか否かにかかわらず誰もが参戦できる。だが、私たちのような〝元がん患者〟にとっては、がんをおいて他に完全になる方法はなかった。それが、完全な自分にいたる唯一の道であり、からだの回復には関係なく心が癒されるためのきっかけだった。

例の映画評論を書いた人は誤解していたのだと思う。『フィラデルフィア』はエイズの宣伝映画などではなく、愛の宣伝映画だ。愛こそが人生の意味であり、たとえ死を相手に闘う場合でさえ、愛なら勝利できることを伝えようとしていた。そしてまたそれは、癒しの宣伝映画でもある。人はたとえ壊れていても完全になれるということだ。

〝フィラデルフィア〟は〝兄弟愛の街〟を意味する。**がんは、兄弟愛に限らず、あらゆる愛という愛に専念するチャンスを私たちに与えてくれる。**病気に目を向けさせるのではない。

がんだから、私は愛の街に住んでいる。

※45　本書の原題。

またなるかもしれない

左のこめかみに小さくてとがったしこりが出現した。ニキビができるには少しばかり年がいっているし、第一、硬すぎる。その部分を自分の残りの部分といっしょに、かかりつけの医者のところに持っていくと、「たぶん、なんでもないと思いますが、念のために切除して検査に出します」と言われた。数日後、電話がかかってきて、「扁平上皮がんでした。皮膚科医を紹介しましょう」ということになった。

皮膚科医は、隅々まで調べ上げた結果、怪しいところは他に見つからないと告げた。そして、日光に当たらないことの大切さをこんこんと説き、定期的に診察を受けに来なさいということになった。

そんなことを言われなくても、大腸がんのときに化学療法のせいで肌が日光に過敏になって以来、この一五年間、長袖の服を着て、つばのある帽子をかぶってきた。だが、それでも遅すぎたくらいだ。私はブロンドの髪をした（正確には〝ブロンドの髪をしていた〟）白人だ。農家で育ち、毎年夏には上半身裸で仕事をした。だから毎年、まず水ぶくれを起こし、しまいには真っ黒になった。そういう下地のあるところへオゾン層の破壊が加われば、どうなるかはわかる。皮膚がんを招いていたようなものだ。

もちろん、担当の直腸病専門医が〝ひねくれた〟半腸と呼ぶ部分に関しては、定期的に結腸鏡検査を受けている（〝ひねくれた〟というのは、くねくねと蛇行しているからだろう）。

そのうえ毎週、友だちの誰かしらが電話をかけてきて、どこかのがんになったと言う。

がんの危険が少しもなくなっていないことを思い出させるなにかが、常にあるわけだ。そのなにかというのは人によって違うだろうが、誰にでも、なにかしらあるはずだ。危険は常に存在するし、引き金を引くのは、農作業中の私の日焼けみたいに、遠い遠い昔のなにかだったりもする。

昔の日焼けは、今からではどうすることもできない。大腸がんの原因がなんだったにせよ、それも今さらどうしようもない。でも、「ダメージはすでに受けたんだから仕方がない」などと言って、日に当たりながら黒焦げになったバーベキューの肉を食べるのはどうかと思う。

人生を生きて、楽しんで、守る。これからはそういう生き方をしよう。「もしかしてまた？」と思わせるなにかがあるたびに、気を揉んで人生を無駄にしたくないのだ。もちろん、がんの再発から身を守るために今できることを、ないがしろにする気もない。

がん予防に取り組むのは最近では常識になっている。だから、危険の知らせはまじめに受け取ろう。そういう知らせは、今このときを大切にしなさいというメッセージなのだ。

がんを克服したから、またかもしれないという知らせを受け取る。それは人生を大切にしなさいというメッセージだ。

人生は楽しむためにある

それが、イエスの言いたかったことではないか。「さあ、私が来たのだからパーティーにしよう」と。「ヨハネによる福音書」の第10章10節は、「私が来たのは、羊が命を受けるため、しかも豊かに受けるためである」とされている。でも、「さあ、私が来たのだからパーティーにしよう」のほうがいいと思う。楽しさの反対はつらさではない。がんはつらいが、楽しさに変えられないわけではないのだ。完全な存在へと成長させてくれるもの、喜びを与えてくれるものは、なんであれ楽しくなるはずだ。

人生には楽しむ〝くらい〟しか〟目的がないなどと言ったら、えっ、と言われそうだが、楽しむことに関しては、〝くらい〟も〝しか〟もない。

ただし、ばかげたことをやっておいて「でも楽しかったよ」などと言うのは、楽しんだことにはならない。そういうのは偽物の楽しさだ。本物の正反対、完全どころか不完全でしかない。純金に似ていても黄鉄鉱、喜びというよりは快楽なのだ。

本物と偽物を手っ取り早く見分ける方法がある。**本物の楽しさは、一時的にはつらくとも、長い目で見たときにその人のためになる。偽物のほうは、そのときは楽しく感じられても、あとになって問題を起こす。**化学療法はやっている最中はつらい。運動もそうだ。おかわりをがまんするのも、やはりつらい。だがどれも健康のためになる。タバコ、アルコール、麻薬、砂糖、相手を選ばぬセックスは、そのときは楽しくても、あとで病気になったり、つらい思いをしたりする。偽の楽しさは〝快楽〟を提供する。快楽がなければ、夢中になることもない。イエスもその点を理解されていたようだ。「彼らはすでに報いを受けている」（※46）と言ったのは、喜びの代わりに快楽で手を打とうとする者たちのことだったとは。なるほど、快楽という報酬がなければ、酔っ払うことも、ハイになることも、エイズの危険を冒すことも、家を抵当に入れてまで賭け事に興じることもないはずだ。

快楽の最大の問題点は、喜びよりもいいものだと誤解させること、あるいは少なくとも、喜びの代わりになると思わせることだ。「お金で愛は買えない。でもセックスなら買えるし、それで十分間に合う」などと言ったお調子者がいるが、とんでもない。愛はそんなに簡単なものではない。努力を要するのだ。一方、セックスに必要なのは、一握りのお金か、あるいは同じように愛に飢えていて、セックスで手を打とうとしている誰かや、喜びを求めていながら、快楽で満足しようとする誰かだ。そうすればセックスは成り立つ。

私たちの周囲には、喜びではなくて快楽でも十分だと誤解させる要因がある。製品を買わせようとする宣伝屋、性的欲望を満たすために誘惑する人、自分一人が愚か者ではないと思いたくて、あるいは優越感に浸りたくて、他の人に愚かなことをさせようとする人、恐怖心や憎悪に訴えて自分に一票投ずるように仕向ける人。

快楽は悪いものとは限らない。私だって、夏の暑い晩にテラスでアイスティーをすすっていると快楽を感じる。どこも間違ってはいない。だが、私のことを昔から愛し、これからもずっと愛してくれる女性がやってきて横に座り、手を握ってくれると、やっと本当の自分になれる。喜びが訪れるのだ。

　では、喜びは自分以外の人の存在なくして得られないかといえば、そんなことはない。たしかに人間関係は一体感やつながりという喜びをもたらす。だが、そういう関係がまったくない場合、たとえば、愛している人が死んだりいなくなったりしたからといって、本当の自分になれないわけではないのだ。

　私が思い浮かべているのは、ベトナム戦争中、海軍のパイロットとして捕虜になったジョン・マケイン上院議員のような人だ。政治的には相容れないところが多いものの、牢獄の中で最悪のときを過ごしながら楽しさを知っていた人として尊敬している。激しい拷問が繰り返された日々、そこには快楽などまったく存在しなかった。だが、信念を曲げなかったという意味でマケイン氏は喜びを感じていたろう。本当の自分らしくありつづけたのだから。

　がんになると、苦痛という独房に隔離されるときがある。つらい時間だが、それでも楽しみを見つけることはできる。

　快楽には限界がある。だが喜びは快楽をはるかにしのぐ。喜びは、本来あるべき自分になって充実することだ。それが完全性であり愛なのだ。


長期生存者だから、私は人生は楽しむためにあるのを知っている。

※46　『新約聖書』「マタイによる福音書」6章より。

勇敢な私

病院を訪れる患者にとって一番の気がかりは、「ここで大丈夫なのか。もう不安がる必要はないのか」ということだ。答えが出ないと不安になるが、出ても不安になる。おっかなびっくりのまま医者の前に座り、病名やら診断内容やらを突きつけられれば、不安は明るみに引っ張り出される。

不安は私の人生の大部分を占めてきた感情だ。たぶん現実がそうさせたのだろう。育った家庭はハチャメチャだった。両親は両親なりに私やきょうだいを愛していたと思うが、その態度には一貫して一貫性がなかった。言葉で傷つけてくることなどしょっちゅうで、ときには手が飛んでくることもあったし、いつもこわかった。

「勇気のないところには、それ以外のどんな美徳も偶然を除いて存在し得ない」と一八世紀イギリスの作家サミュエル・ジョンソンは言った。一〇代の頃にこの言葉を読んで悲しくなった。自分は勇気の人ではなかったからだ。私という人間は不安でできている。だから美徳のない人生を送る運命なのだと思った。

こういう話をすると、友だちや知り合いの多くは意外に思うだろう。なんだ、勇気のある人間だと思っていたのにと。こんなことが起きるのは、本物の人間になろうと必死に努力するうちに、正反対のもの、つまり偽物になったからだ。

私は勇気の偽造をはじめた。装ったのだ。頭の先からつま先までビビッているときでさえ勇敢に振舞った。

偽の勇敢さを見せるために、ばかげた行動――高い崖から浅い水に飛び込むとか、バーでたちの悪そうな輩にけんかを売るとか――を取ったわけではない。それどころか、シートベルトの着用を拒んだり、ヘルメットをかぶらずに自転車に乗ったりしたことすらない。要するに、両親という家庭内の権力者にはこわくて逆らえなかったから、勇気のあるふりをするには、当然、家庭外の権力者に立ち向かうしかなかったのだ。

高校時代には、理不尽と思える行動や規則のことで校長や教師とやりあった。その後は公民権運動のデモ行進にも参加した。相手が市長、議員、理事、長老、司祭の誰だろうと、うそつきであればうそつきと呼んできたし、真理を語るためなら出世のチャンスを棒に振りもした。それもこれも勇敢だったからではなくて、勇敢に〝なりたかった〟からだ。

やがてがんがやってきた。おかげで、手術、回復、そして一二カ月間の化学療法と向き合わされ、なんといっても、最もおそろしい究極の権力者である死と直面することになった。驚いたことに、今回は勇敢なふりをする必要がなかった。現に目の前で起きたのだ、それまで信じるふりをしてきたこと――真理は人を自由にし、愛は死を克服する――が。だから本当に信じられるようになった。ちょうど作家C・S・ルイスの言う〝予期せぬ喜び〟に包まれた状態だ。今は心から言える。「がんだから、自分は完全になった」と。この私がついに、本物になったのだ。

そうでもないって？　まあ、こんなことを言うととんでもなく脳天気に聞こえるかもしれないが、本当に闘いは終わったと思ったのだ。もうびくびくする必要などない。不安が繰り出してくる最悪の恐怖と対決し、完全性という名の剣で競技場から叩き出してやった、と。ただし、恐怖は克服できても、めちゃくちゃな比ゆを使いたいという欲求は克服できなかったらしい。

生き延びるのは確実に思えた。ついに私は完全な自分になったのだ。これからは不安はなく、あるのは喜びだけになるはずだ。もちろん悩みはなくならないだろう。人生に悩みはつきものだ。だが、悩みを前にしても二度とひるまない。これからは頭をつかんで、参ったと言うまでこてんぱんに打ちのめしてやろう。悩みは不安にはならない――はずだった。

ご存知のとおり、実際にはそういう具合にはならなかった。たしかに、私はがんを克服して生き延びた。だが、不安のほうも生き延びた。あいかわらず、溝の中で小さな目を光らせ、なにも知らない私がのん気にスキップしてくるところを待ち伏せしているのだ。おかげで、足首をつかまれ、ひっくり返されたのも一度や二度ではない。

がんだから、私は完全になり、本物になった。だがそれでも、臆病者であることに変わりなかった。どうやらこれからもそうらしい。

「勇気のないところに、それ以外のどんな美徳も存在し得ない」。だが、不安と勇気が共存できないという意味ではない。私は誤解していたのだ。勇気のある人とは、不安の〝まったくない〟人だと思い込んでいた。だが、**人生どんなときも、不安と勇気は手に手を取って歩んでいく。それどころか、お互いを頼りにさえしている。どちらが欠けてももう一方がわからなくなる。**

がんを克服したから、私は完全になった。そして臆病でもあり、勇敢でもある。

17章　世代が逆転したとき

——親や子どもががんになる——

Now that I'm the child and brother of cancer patients...

がん界のファッションリーダー

アメリカ国立がん研究所によれば、男性の五六パーセント、女性の四二パーセントががんになるそうだ。そんな時代に、父方と母方の両方の親類は驚異的な健康記録を誇っている。計一三名のおじとおばのうち、がんになったのはたった一人。そのギニーおばさんも、がんと診断されたのは九〇歳のときだった。二八人のいとこにも、そのまた子どもたちにも、誰一人としてがんになった者はいない。

ところが自分の直接の家族がその記録を台無しにした。すべて私のせいだ。私がほころびの元となった。輝かしい記録に最初に傷をつけたのだ。まず私が水門を壊すと、弟、父、母、孫息子、妻、妹、上の娘が次々とがんの激流にのみこまれていった。

ある人の家族内の位置とがんの発症の関係については、興味深いうわさがあるし、多少の研究も行われている。誰が最初にがんになるかで、その後の展開が違ってくるらしい。ファッション界と同じように健康にもオピニオンリーダーがいるのかもしれない。出生の順番も要因の一つだが、その人の役どころ、たとえば〝いい子〟なのか、厄介者なのか、頑張り屋なのかなども関係してくる。

つまり、自分を皮切りに家族が次々とがんになったことに私が責任を感じるのは、最初に患ったのが自分だという単純な事実以上の真理がありはしないか、と思うからだ。親類はほとんどががんにならないのに、なぜ私の核家族ばかりがなるのか？　私がなるまで、なぜ誰一人として、両親でさえもならなかったのか？　私はファッションリーダーだが、がんの世界にも流行の先端を行く〝がんリーダー〟などというものがあるのだろうか？

二〇歳の頃からの友人ポール・アンガーは、年を重ねるにつれ、病気になるたびに私を責めるようになった。「きみのせいだからな。きみががんの扉を開けたんだぞ。おかげできみの友だちときたら、みんな病気になってるじゃないか」などと言う。ポールの言うことはだいたい二回に一回くらいは本気だ。夫人のジュディスによれば、それよりずっと少ないらしいが。ともかく、冗談であっても、ポールの言葉の核心にはいつも真理が隠されている。私たちは一人ひとり違う人間だが、驚くほどお互いに影響を与えあっているのだ。病気がうつるのには、細菌の感染ばかりでなく、別の意味があるのかもしれない。

友だちでかつて隣人だったボブ・ティーグも同じ考えだった。電話でこう言ってくれたことを今でも覚えている。「きみにはいつも憧れてきたよ。きみのようになりたかったんだ。でもちょっと行きすぎたかもしれない。きみみたいにがんになるなんて」

本当にボブは私を見習ってがんになったのだろうか？　まさか。厳密にはそんなことはあるまい。でも、ボブは私たちの間にはつながりがあり、それが大事なものであることを知っていたのだろう。

では、私の家族に起きたことは、どういう意味なのか？　よくわからない。だが、**がんの奔流に最初の一歩を踏み入れたのが、家族の中でも仲間内でも、自分だったのはよかったと思う。**おかげで、がんをライフジャケット代わりに一番乗りで岸へ泳ぎつき、完全な自分になることができたのだから。チェック柄のシャツを何枚も重ね着するというファッションをいち早く披露できたし、からだが治るか治らないかは別としても、心は癒されることを身を持って示せたのだ。こうして先陣を切ったために、家族にはのろいをかけることになったようだが、これは私から家族に対して――両親に対してでさえも――できる贈り物でもあった。**私はがんの水門を破ったかもしれないが、希望の扉を開くきっかけにも恵まれたのだ。**

がん患者の家族だから、私には特別な贈り物ができる。

見方を変える

母はへそ曲がりだった。世の中にはそういう人間がいるものだ。

牧師を務めていたある教会に、一組の印象深い夫婦が来ていた。仮にボブとコニーとしておこう。なぜかはわからないが、二人は、他の人たちが自分たちを教会から追い出そうとしていると思うようになった。あるとき、日時を決めたうえで、ボブが私に電話をかけてきた。こちらは秘書のメアリー・パットニーに内線で会話の内容を聞いてもらい、あちらは自宅の内線でコニーに聞いてもらうようにした。

「コニーを教会の婦人会の会長にしたくないというのは、本当ですか?」とボブ。

「まさか。とんでもない」と私。「お二人がいらしてくれて、みんな喜んでいます。コニーには婦人会の会長になっていただきたいと思っていますよ」

「じゃあ、やっぱり、私たちは嫌われているってことだ。なあ、コニー?」ボブが鼻を鳴らすと、

「やっぱり、そうだったのね」とコニーも吐きすてるように言った。

二人は電話を切り、二度と教会には現れなかった。

私が呆然としながらメアリーのところにいくと、メアリーは首をすくめた。あの場合、他になにができよう。

今にして思えば、ボブとコニーは、婦人会の会長になることを残酷で異常な仕打ちと思っていて、追い出したいからやっていると考えていたのではないか。でも、こちらにそんなつもりはない。あの二人は単なるへそ曲がりだったのだろう。自分たちは犠牲者だと思いたくて、その役どころにふさわしい言葉しか耳に入らなかったのだ。

というわけで母の話に戻る。親ががんになると、あらゆる感情や不安がいっきに表面化する。これは、単なる世代交代の問題ではない。親という緩衝材を失うと、自分自身の死と直接向き合わざるを得なくなるが、それだけではないのだ。親が永遠に生きつづけると思っている間は無視してこられた人生のやり残しを、いよいよ突きつけられることになる。たいていの親子の間にはなにかしら確執があるものだが、親ががんになると、未解決の感情にけりをつけられるタイムリミットが迫っていることに気づかされるわけだ。

母が最後に入院したとき、肉体をあとにすべきときが来たのは明らかだった。からだは、もはや生きていくのにふさわしい場所ではなくなっていた。医師にも妻にもそれはわかっていた。だが私は違った。すっかり気が動転し、誰が考えても無意味でしかない輸血を医師にせがんだ。

私はずっと母を喜ばせようと努め、その見返りに挫折感だけを味わってきた。母がずっしりとかけてくる重荷から、どんなに逃れたいと思ったことか。それなのに、いざ解放されるとなると重荷を手放せなくなった。母が生きていてくれれば、いつか理解して喜ばせられるかもしれないと思ったのだ。

母の墓には七年間墓石がなかった。父が亡くなってから一緒の石を建てることにしていた。父の葬儀のあと墓石が置かれたのだが、実際にヘレンとフォーサイス教会へ墓参りしたのは数カ月してからだった。

見てびっくり。なんと、父母の墓石は後ろ前に置かれている！　他の墓石がすべて同じ向きなのに、両親のだけ反対方向を向いているのだ。

墓石屋が母のことを知っていて、当然のことをしたと思いたいところだ。だが、おそらく意図的ではなく手違いだったのだろう。それでも、ようやく母にとって正しく喜ばしいことをしてくれる人物が現れたわけだ。これで永遠にそっぽを向いていられる！

その後ろ向きの墓石は私にとっては記念碑でもある。**ようやく母が理解できるようになったことを意味している。**母は母なりにベストを尽くしたのだと思う。いつもそっぽを向いていたために、人の求めているものが目に入らなかった。それだけのことなのだ。

がん患者の家族だから、私はその人のありのままを受け入れることができる。

あいかわらず準備しない

アンドリューズ・マクミール出版の編集長クリス・シリグが、この本の改訂版を出したいというメールをくれた。だが、そもそも自分で言い出したことなのに、私は準備ができていなかった。理由は簡単。〝あいかわらず〟準備しないからだ（本書の第一部で『準備しない』という別のエッセイも書いた）。

では、なぜもう準備しないかというと、その理由も簡単。父のせいなのだ。

母が亡くなってから高齢者用アパートに入居した父は、あっという間にご婦人方にモテはじめた。その理由も簡単だ。まず、ああいう場所には男性が少ない。次に、父はとてもハンサムである。それはカバー袖の私の写真を見てもらえれば想像がつくと思う。

父は九〇歳だった。モテモテぶりについてたずねたところ、本人はこう言ってのけた。「よくかわからんが、たぶんなにか持っておるんだろう」

よくわからないうちに、父は隣の部屋のベティと〝つきあう〟ようになった。ベティは七二歳。いわゆる〝若い女に走る〟などという表現が当てはまりそうな、かなり年下の女性というわけだ。朝食後、ベティは父の部屋に来て音楽を聴く（父は目が見えないので一緒にテレビを見るわけにはいかない）。昼食は二人でベティの部屋で取る。食べ終わると父の部屋に戻って、二人でまた音楽を聴き、時間になるとそのまま夕食を食べる。その後、ベティの部屋へ行きデザートを食べ、終わると父の部屋でさらに音楽を聴く。

あるとき、妻と一緒に父を訪ねにいったとき、宿泊先に父が電話をかけてきた。「今日は早めに来てくれないか。ベティが来るまえがいい。話したいことがあるんだ」

そうか、やはり〝そう〟来たか。ベティと結婚したいのだろう。となると、いろいろ問題が出てくる。特に妹たちが黙っていないだろう。そこでヘレンが関係各所に電話をかけた。老人が結婚する場合、財産やなにかでどんな問題が想定されるかを調べるためだ。私のほうは、〝わが息子〟で州警察官のレン・カークパトリックを電話で呼び出し、ベティの素行調査を引き受けてくれる私立探偵を探してもらった。レンは本当の息子ではないが、向こうはそう思っている。家族に警官がいるのは都合がいいので、特に否定することもない。

約束どおり部屋を訪ねると、父は、「まあ、だいたい察しはついていると思うが」と切り出した。

わかっている、と私たちは答えた。

「そうか。おまえの弟とわしとであの家を売ろうと思ってる。その金で、おまえの妹がおまえに借りている六〇〇〇ドルを肩代わりしてやりたいんだよ」

ヘレンと私はしばらく息を飲んでいた。長い沈黙のあと、ようやく私が口を開いた。「マージーの借金を父さんが払いたいってことだね?」

「そうだ。あの子も自分で払いたいとは思ってるんだよ。だが、いろいろと災難つづきだ。自分じゃいつまでたっても払えんだろう」

「父さん、ベティと結婚したいんじゃないの？」

「ベティ？　なんでわしがベティと結婚したいんだ？　わからんのか、わしは〝おまえに金をやりたい〟と言ってるんだぞ」

結局、妻と私は、午前中いっぱい無駄な準備に費やしていいわけだ。

でも、お金が入る！　さっそく、ヘレンはテラスの全面に網戸を取り付ける計画を立てはじめた。私は赤いピックアップ・トラックに目をつけるようになった。ところが、実家の売却の話はお流れになり、金は入ってこなかった。〝あれほどの〟時間を、手に入りもしない網戸つきテラスとトラックの準備に費やしたのだ。

私が準備した物事は、実現したためしがない。実際に起きるのは、準備していないことばかりだ。つまり、**物事に準備の時間をかけても、自分自身の準備を整える時間が奪われるだけだから、意味がない**のだ。

これからは、起こりそうもない物事のために準備をしないで、自分のことを準備する。自分の魂を、自分の人生を整える。そして完全になる。完全になるというのは、一生のプロセスだが、意味のあるただ一つの準備にちがいない。

がん患者の家族だから、起きるか起きないかわからないことのために準備はしない。むしろ、その物事が起きる人間、つまり自分のことを準備する。

逆向きの家族

父の大腸がんは息子ゆずりだ。つまり、まず私が大腸がんになり、その三年後に父がなった。父の腫瘍は直腸に近かったので、どの外科医に相談しても、残りの一生、人工肛門が必要になるだろうと言われた。目の見えない人間にとっては難しい話だが、ましてや妻を介護している身ではなおさらだった。私たちはあちこち探し回って、一時的に人工肛門にするだけで二カ月後にははずせるだろうと言ってくれる外科医を見つけ出した。まえよりましな話だ。いや、ずっと言うべきか。なにしろその外科医のいる病院までは、私たちの家から三〇キロほどの距離だったからだ。

いや、むしろ、まずかったか。手術の前後、両親がわが家で暮らすことになる。失敗だとはわかっていたが、他にどうしようもなかった。〝ほんの〟三カ月のことが実際には三年にも、三〇年にも思えた。

母は自分だけの世界で暮らしている人だった。他のみんなが暮らしている世界のことなどおかまいなしで、こちらの世界に不満があれば、すかさず文句を言ってきた。そのうえ自分の世界に合わせるのが当然だと言い張った。だがいちいち聞き入れてやるのは難しい。だから母は誰に対してもなにに対しても満足したことがなかった。

ある日、病院から、父を退院させてもいいという電話がかかってきた。だが、まず家族の誰かが人工肛門の取り扱い方の訓練を受けなければならない。

ヘレンの義兄、ジョン・デッカーは、その昔、インランド・スティール社の医療部に救急車運転手として就職した。その後、昇格をつづけ、今では医療部の管理部長を務めている。就職一年目、工場内で大きな事故が発生した。ジョンは大急ぎで医師を救急車に乗せ、事故の起きた建物へ駆けつけた。救急車を飛び出すと、必要な道具を抱えて、いざ現場に向かおうと身構える。だが医師はというと、救急車の脇に立ってタバコを吸っているではないか。

「先生、なにしてるんです。早く行きましょう」

「いやぁ、ジョン、実を言うと、私は流血には弱いたちなんだ」

その医者の気持ちが私にはよくわかる。流血と人工肛門がなければ、私だっていい医者になれただろう。

「なんですか、その人工肛門トレーニングって？」私は電話の相手に向かって叫んだ。「訪問看護師が面倒見てくれると言ってたじゃないですか！」

「訪問看護師は行きますよ。でも、ご家族の誰かがトレーニングを受けないと、退院は許可できません。こちらとしては、お父様を〝すぐに〟でも退院させたいんです。ですから、どなたかに〝すぐに〟トレーニングを受けに来ていただかないと」

それなら仕方がない。ヘレンに行ってもらおう。自分より賢い妻をもらわない夫は、本当のばか者だ。賢い妻なら、つらい仕事や難しい仕事があっても自分がやるしかないとわかっているから引き受ける。私たち夫婦の場合もずっとその調子でやってきた。難しいことはヘレンのほうがずっとうまい。だから私はいっさい手を引いてきた。ところが、その賢い妻も今回だけは引き受けられなかった。授業があるのだ。人工肛門トレーニングには私が行くしかない。

泣きたいときに泣ける男性がうらやましい。私は泣くのが大の苦手ときている。とはいえ、このときばかりは、涙がこぼれかけた。ぎりぎりのところで踏みとどまっている感じだった。もちろん、人工肛門トレーニングのことを思って泣きそうだったわけではない。父の身を案ずるストレスと、母につきあわされるストレスがつもりにつもってのことだ。

私は母に、これから、人工肛門トレーニングで病院に行かなければならないが、そのあと父を家に連れ帰るので、戻ってきたら昼食を作るつもりだし、おなかがすいたら冷蔵庫にあるものを食べて待っていてほしい、ということを話した。

説明でくたくたになり、涙をこらえつつ家をあとにする際、母の声が追いかけてきた。「ねえ、言ったことあったかしら。おまえときたら、本当に不細工な赤ん坊だったんだよ」

意地悪をしようというのではない。母は思ったことを口にしただけなのだ、いつものとおり。だが、そのときばかりは聞きたくなかった。

ある意味、問題にするようなことではない。事実ではないのだから。小さい頃の自分の写真は何枚も見てきた。なんとかわいい赤ん坊だったことか！　それでもやはり、母の言葉は自分にとっても母自身にとっても問題だった。自分の息子のことを不細工でもないのに不細工だったと記憶しているなんて、母にとって私はよほど悪い子だったのだろうか？　それとも、母の魂はあまりにもゆがんでしまい、なにもかもが醜い思い出になってしまったのか？　こうして数カ月間泊まらせるだけでなく、なんとか楽をさせようとずっと心を砕いてきた息子のことさえも、不細工としか思い出せないのだろうか？

いつだってヘレンは驚異的に優しい嫁だった。私たち夫婦は母に尽くした。母のためにどれだけ時間を割いたことか。話を聞いてやり、誰かと約束があれば送っていき、買い物や食事にも連れ出した。贈り物もした。文句を言われ、使われず、着られずに終わるとしても。

母は八七歳のときに慢性リンパ性白血病で亡くなった。私はなんとか母を幸せにしようと人生を捧げた。ヘレンもその努力に三七年間加わった。だが、うまくいかなかった。もともと不可能だったのだ。誰にも他の誰かを幸せにすることなどできない。

家族にがん患者がいると、そのことは大きな問題になる。私たちは、がんになった家族を満足させたい、少しでも楽にしてやりたいと思う。幸せになってほしいと願う。だが、誰にも生き方をプレゼントすることなどできないのだ。本人が自分で自分のために選ぶべきことだからだ。

生き方は贈れなくても、私たち自身をプレゼントすることはできる。可能な限り助ける努力をする。がんになった親や伴侶や子どもや友だちを幸せにしてやれなくても、十分な助けになれなくても関係ない。**私たちにできるのは力になれるように努力すること、そこまでなのだ。**

私は母にとって不細工な赤ん坊だったし、母を幸せにすることはできなかった。でもよい息子だった。

18章　助手席に座ったとき

——伴侶ががんになる——

愛だけを信用する

元ヘビー級プロボクサー、ジョージ・フォアマンは親友の一人だ。といっても、会ったのは一度きり、それもごく短時間。でもジョージには、昔からの友だちだったような気分にさせるなにか、ついチーズバーガーでもおごりたくなってしまうなにかがある。しかも、ヘレンにとってはさらに親しい友だちなのだ。

夫婦でジョージと会ったのは、私がヒューストンのテキサス大学MDアンダーソンがんセンター主催の患者大会で講演したときのことだ。すばらしい大会だった。その会議では、もう何年もまえから連絡を取り合ってきた卵巣がん患者向けのニュースレター『*Conversations*（会話）』の設立者、シンディ・メランコンともじかに会うことができた。講演者には、医学博士のウェンディ・ハーパムとスティーブ・アレン・ジュニア、コメディアンでジャグラーのスコット・バートンも名を連ねていて、みんな楽しい人たちだった。そこへジョージもやってきた。ジョージは自分の子どもたちには、性別に関係なく全員ジョージ・フォアマン・ジュニアという名前をつけているそうだ。その理由は本人いわく、「まさか、私が子どもにモハメド・アリって名前をつけるわけがないでしょう？」とのことだった（※47）。

当時、MDアンダーソン・ネットワークの理事を務めていたジュディ・ガーナーは、背の高い美人で、沈着冷静な人だった。その冷静沈着さが役に立ったのは、会場のホテルの広間に現れたジョージを、数多くのテーブルの間を縫ってステージまで連れていったときだ。

二人が会場に入るやいなや、人びとは飛び上がってジョージのところへ駆け寄った。ジョージは満面の笑顔で、握手したり、相手の背中をポンと叩いたりしている。その間じゅう、ジュディはジョージの腕をつかんだままで、演壇をめざして着実に前進した。ジョージのまわりの人だかりは砂埃が渦巻いているようで、驚いたことに、その中に私の妻がいた。

ヘレンは世界一知的な女性だが、スポーツファンとしてはほとんど知識らしい知識がない。野球の三塁コーチがサインを送る様子を見て、カトリック教徒だから十字を切っているのだと思っている。ユニフォームをコスチュームと呼んだりする。アメフトの選手は自陣を走ってはいけないものと思い込んでもいる。あるとき娘二人と私とで、ヘレンが学校で使う鉛筆一ダース分に特注で文字を印刷してもらったことがある。高校の生徒からスポーツ関連の質問をされても、鉛筆をちらっと見るだけで答えられるようにするためだ。「レイカーズはバスケットボールのチームね」

その温和な女性が、まさか隠れボクシングファンだった？　なんと、ジョージを取り巻く人だかりの中で、カメラを構え、東西南北あらゆる角度からパシャパシャ撮りまくっているのだ。

ようやく演壇でジュディがジョージを解放すると、ヘレンは席に戻ってきた。私は驚きのまなざしで言った。

「きみまでがジョージ・フォアマンのことを知っているとは思わなかったよ。ずいぶん写真が撮れたようだね」

「誰ですって？　ああ、ジュディと一緒にいたあのすてきな男性？　あの人の写真を撮ってたんじゃないわ。帰ったら、美容院でジュディみたいな髪形にしてもらいたいの。それで、どさくさに紛れてジュディの写真を撮っちゃえと思ったのよ」

見えているものが正解とは限らない。目撃者などたいして当てにはならないものだ。あのとき会場にいた三〇〇名ほどの人に聞いてみるといい。きっと、「背の高いヒゲの男性と一緒に出席していた感じのいい女性が、ジョージ・フォアマンの写真を撮っていました」と証言するはずだ。カメラはうそをつかないなどというが、とんでもない。ヘレンのカメラだけは人を欺く。

ウェンディ・ハーパムがその会議でこんな話をしてくれた。二人のハンターが鴨を撃った。一人の弾は鴨の前方三メートルに外れ、もう一人のは後方三メートルに外れた。それでも統計的には、鴨がどちらのハンターの弾で死ぬ確率も同じだった。

だが、私たちは統計データで生きているわけではない。理論でもなければ、外見でもない。私たちには一人ひとり人生の物語がある。それはしばしば歌として語られるが、物語と歌には、データや外見では語れない真理を伝えることができるからだ。

データやパーセンテージを信用してはならない。外見や理論にもだまされるな。信用していいのは愛をおいて他にはない。愛だけが心の目で見ることができるのだ。

私は心でも目でもヘレンを見る。ジュディ風の髪型にするまえのヘレンはすばらしかった。ジュディ風にしてからも、化学療法で髪が抜けてからも、同じくすばらしかった。今のごま塩頭も実にすばらしい。化学療法のまえにはなかったきれいなウェーブまで出ている。

詳しい話はまたの機会にするが、実は、ヘレンはイリノイ州シャンペンの街角でウォルター・ペイトン（※48）の手を握ったこともある。このときはヘレン流に相手を知っているといえばいえた。「あの人、みんなから〝スィートネス〟ってあだ名されてるだけあるわよね。で、なにしている人だっけ？」

がん闘病のドライブで助手席に座ったから、カメラ越しには真実は伝えられないことを知る。信用できるのは愛だけだ。

※47　モハメド・アリは、デビュー以来無敗をつづけていたジョージ・フォアマンを破った。

※48　ウォルター・ペイトン＝アメリカンフットボールのシカゴ・ベアーズで活躍した選手。小柄ながら驚異的な身体能力を誇り、華麗な走りっぷりから〝スィートネス（甘美）〟と呼ばれた

大きな愛を感じる

この本に収めるエッセイの名案を思いついた。完璧なアイデアだったが、さっそく書こうとしたところで忘れてしまった。

自分が悪いのではない。〝ポーロック〟のせいだ。

ヘレンが部屋に入ってきて、なにかを言ったか、頼んだか、やったか、その辺はよくわからないのだが、ともかく私に〝ポーロック〟したのだ。そのなにかにかかずらっているうちに、世界をあっと言わせるようなすばらしいエッセイのアイデアがどこかへ行ってしまった。ちょうどイギリスのロマン派詩人サミュエル・テイラー・コールリッジが、作品「クーブラ・カーン」の最後の三〇〇行を失くしたみたいに。

コールリッジが〝ポーロック〟された話をしておこう。夢の中で一つの作品を丸々書き上げ、目を覚ますと、三、四〇〇行の詩が宙に浮いていた。詩人は必死でそれをつかまえるべく紙に書き出した。「クーブラ・カーン、ザナドゥを楽園と宣し……」。ところが、数行しか書かないうちに、〝ポーロックから来た人〟がドアをノックし、馬かなにかの売り込みをはじめた。その後、詩人はようやく机に戻り再びペンを取ったものの、夢の中で作り上げた大作のうち五四行しか思い出せなかった（※49）。

昔の私はポーロックから来た人に感謝したものだ。大学二年の英語の授業でハーマン・クロイン先生に「クーブラ・カーン」を暗記させられたときなど、四〇〇行もないことをどんなに喜んだか。やがて、ヘレンが現れてポーロックされた。おかげで、傑作だったにちがいないわがエッセイは幻に終わり、世間はそれを読むチャンスを逃すことになった。

ヘレンにははじめからずっとポーロックされっぱなしだ。私は昔から、特に大学の頃は、黒髪でやせぎすのかわいらしい女性に弱かった。ある日、まさにタイプの女性を口説こうとしているところに、ふくよかな金髪のかわいらしい女性が現れた。とたんに、コールリッジが詩の三〇〇行を忘れてしまったのと同じように、私の頭からは彼女以外の三〇〇人ほどの女性のことがどこかへ行ってしまった。それきり永遠にポーロックされたままというわけだ。

ヘレンには何度ポーロックされただろう。一日に数回は起きるのはたしかだ。なにかすごいことを思いついても、妻が視界に入ってくると、他のことが考えられなくなる。

医者からその妻ががんだと言われた瞬間も、私はポーロックされた。他になにも考えられなくなった。私の意識をわしづかみにしたのは、もちろん、がんでもなければ、死によって別れ別れになるかもしれないという思いでもなかった。**ヘレンのせいでポーロックされてきた数々の名案のことを思い返しているうちに、それらを全部足し合わせても、ヘレンといられる一瞬にはかなわないことに気づいたのだ。**妻は〝ポーロックから来た人〟などではない。〝モアラブ（大きな愛）から来た人〟だった。

今度、自分がなにか重要だと思っていることをしている最中に、愛する人がやってきたら、その人をよく見てほしい。今まで重要だと思っていたことが、実はそれほど〝重要ではない〟ことに気づくだろう。**ポーロックするほど自分を愛してくれている人がいるのはありがたいことだ。その人は〝モアラブから来た人〟なのだから。**

がんを克服した人の夫だから、私はさらに愛されている。だからうれしい。

※49　このエピソードから「ポーロックから来た人」は「邪魔をする人」を意味するようになり、さまざまな文学作品に登場するようになった。

友だちの大切さを知る

なにごとにも暗黙のルールというものがある。

野球のルールブックにしても、味方の打者が相手ピッチャーの〝高くてきわどい球〟のデッドボールで倒されたら、味方のピッチャーも相手の打者の誰かに同じようにしなければならない、などとは書かれていない。だが、ルールブックや『Take Me Out to the Ball Game（私を野球に連れてって）』の歌詞には出てこないがそれがルールだし、〝スリーストライク・バッターアウト〟より生真面目に守られる。

見ず知らずの人に話しかけるにも、時と場所に関して不文律がある。たとえば、トイレで小用を足している最中に〝隣の見知らぬ人とおしゃべりする〟のは禁物だ。しかし書店で、知らない人と本やコーヒーや音楽のことで話すのはいいだろう。私のお気に入りの本屋、ラリー・ダンフィーのブックスオンファーストでなら、店の中に喫茶コーナーがあるから、たいてい、どんな人とでもどんなテーマでも話ができる。

ある日、女性とTシャツのことでおしゃべりをした。

「その子が着ていたTシャツにはね、〝ぼくの考えていること、知りたくないでしょ〟って書かれていたんですよ」と女性は言った。「なぜ私が知りたくないと思うのかきいてみました。すると、悪いことを考えているからだと言うんです。なぜ悪いことを考えているのかってたずねたら、実はそんなに悪いことじゃないって。〝人から話しかけてもらうには、こんなTシャツを着るしか方法がないかと思ったんだ〟ですって」

家族の誰かががんになると、話しかける相手を選ぶにもルールがある。痛みや不安のことを本当に理解してくれる人でないといけない。だが、そういう人間は多くはない。

最近の調査によれば、たいていの人には、家族を含めて仲のいい人間は二人しかいないそうだ。これは、一九八五年の調査結果の三人を下回る数字だ。しかも、四人に一人は、個人的な悩みを相談できる人が誰もいないと答えた。仲がいい人として家族を挙げた人の割合も、一九八五年より減っている。

研究者たちはこの二〇年間の様変わりに愕然としたが、私はあまり驚かない。CIVG（コンピュータ、インターネット、ビデオゲーム）革命が進んだのもちょうど同じ二〇年間だ。電子革命以来、社会は私たちの脳の中に詰め込まれ、心からはじき出された。誰かに話しかけてもらうには野暮ったいTシャツに頼るしかなくなったのだ。

がん闘病の日々で一番つらいのは、孤立することだ。逆に、一番すばらしいのは支えを得ること。だが、家族や親友という〝自動的な〟支えを得られなくなっている人がますます増えている。

病気だけでも大変なのに、そのうえ孤独になるなんて、人生でこれほど大きな災難はない。孤立しなければ、回復する見込みは格段に上向くというのに。

私ががん患者だった頃は、医師や看護師から、「よければ、あそこの隅の席で化学療法を受けている男性と友だちになってくれませんか」とか、「奥の部屋にいる男の人と……」「壁のほうを向いている女性と……」とか言われることはざらだった。患者はみんな孤立していて、話し相手が一人もいないという人が二五％もいたのだ。医師や看護師がこしらえた友だちで間に合わせるしかないが、一人も友だちがいないよりまし。そのことを医師たちは知っていた。

こうして〝伴侶〟の章でこの問題を取り上げているのは、**孤立化が世間一般の家族に大きな影響を及ぼしているから**だ。

私にとって妻は親友だ。だが、妻のことを案じ、死んでしまったらと悩んでいた頃、そのことを〝本人〟には話せなかった。もちろん会話はあった。だが、私がすべきなのは、妻の不安を分かち合うことであって、私の不安を分かち合うことではなかった。私ががんだった頃、妻は同じことを感じていただろう。

幸い、私には相談できる親友が他にもいた。妻にもいた。だが、〝唯一〟の友人が自分の家族だという人は、その家族が〝相談の相手〟ではなくて、〝相談のテーマ〟だった場合にどこから支えを得るのだろう？

妻でも夫でも、がんになれば、特に伴侶からのサポートを必要とする。そして、その伴侶にもサポートが必要になる。悩みを打ち明ける友だちが他にいないと、がんになった愛する人をうまく支えられないかもしれない。

バーバラ・シェールの『フォーティーズ・クライシスなんて怖くない！』（香咲弥須子訳、扶桑社）という本が気に入っている。友だち作りにも役立つと思う。**相談相手がいないなら探しにいけばい**

い。高校時代のクラスメートか担任に電話をかける、牧師やカウンセラーに会いにいく、友だちができますようにと祈る、がんセンターの人に頼んで誰かを紹介してもらう、など。自分の支えになってくれる人を見つけるのは、愛する伴侶のためでもある。

がん患者の伴侶だから、私は友だちの大切さを知っている。

19章　最悪の事態が起きたとき

――子どもや孫ががんになる――

Now that I am the father and grandfather of cancer patients...

子どもを信じる

娘たちは一九六〇年代生まれだ。一九六〇年代といえば、母親はさながら負傷兵のごとく、父親は侵入者のごとく扱われていた時代だ。病院の廊下の端には、わが子の誕生を待つ父親たちの特別待合室があり、それも人目につかない廊下の端と相場が決まっていた。不安げに右往左往する新人のかたわらで、ベテランが深くため息をつきながら、「座って静かにしていなさい」などと諭す場面が見られたものだ。たしかに父親たちは、病院中どこでも厄介者扱いだった。どんなに頑張っても邪魔者にしかなれない。へたをすれば、バイ菌をもたらし、くだらない質問で困らせる存在になる。

そのせいで、私も、最初のわが子メアリー・ベスを生後二週間になるまで抱かせてもらえなかった。

メアリー・ベスは生まれたときに合併症を起こし、深刻なものではなかったが、よくなるまでに二週間かかった。私はその間ほぼずっと締め出しをくらった。ようやく二週間後、看護師が車椅子のヘレンを押しながら病院の玄関を出てきて、ヘレンを抱きかかえるようにして私の車の後部座席に座らせると、そのひざにメアリー・ベスを乗せた。

車をとめていたのは病院の玄関前だったが、そんなことはどうでもよかった。赤ん坊をしかと抱き上げ引き寄せると、そのかわいらしさにうっとりとした。ドアマンに早く車を出せと威嚇されなければいつまでもそうしていたろう。

そのとき気がついた。もうこれからは、ため息一つだってのん気にはついていられないのだ。一瞬たりともこの子のことを心配しないときはないだろう。自分の手の中にある小さな命が、自分の命よりも重く感じられた。

その驚くべき心配性は、二番目の娘のときも、孫娘、孫息子のときも繰り返された。それぞれが私にとって同じくらいかけがえのない存在だ。だが、なんといってもメリー・ベスが最初の子だ。最初に息をのむほど私を驚かせたのも、最初に寿命が縮まる思いをさせたのも彼女だった。これからもずっとその調子なのだろう。

私が初めてメアリー・ベスを抱きしめ、これからはずっと心配しつづけるのかと思ったあの日から四二年後、彼女は乳がんになった。まだ初期なのは幸いだった。だが、進行の早いタイプだというのはまずかった。シカゴで手術を受けることになり、ヘレンと二人で駆けつけた。手術後は、化学療法と放射線治療、一年間のハーセプチン治療が行われたが、その一年間もこの本の執筆中に終了を迎え、今は元気にしている。

娘は、自分を愛し気づかってくれる人たちの気持ちを楽にしようとする。つらい闘病期間中、明るく前向きな態度を貫いてくれて、ありがたいと思う。おかげで、私たち両親にとって娘のがんは重荷ではなくなった。それでも安心できたわけではない。この不安はどうにも消せるものではない。

自分ががんになっても不安になるが、わが子ががんになると、天地がひっくり返って完全な混乱状態に陥ったような、悲愴な気持ちになるものだ。

がんにこのからだを侵略されたときには、こわい思いもしたが、娘のからだが侵略されたときにはさらに震え上がった。がんがどんな病気で、手術と化学療法がどんなにつらいかを知っていたからというのもある。だが、最大の理由は、メアリー・ベスがわが子であるということだ。**いくつになっても自分の子は守ってやりたいと思うのが親心だ。それができないとなると、手持ち無沙汰のまま、ずっしりと重い心で立ち尽くし、泣くくらいしかない。**

いや、信頼することならできる。私は今も娘の父親ではあるが、娘に代わって人生を生きてやれはしない。だから娘を信頼することにしよう。それが今の私の役目なのだ。**がんという課題に取り組めるように立派に育て上げてやったはずだなどと自負するのではなく、ただひたすら娘自身を信頼するとしよう。**

子どもががんだから、私は信頼することを学んでいる。

行き先を間違えても救いの手はある

わが子が乳がんになると、自分にもできそうなことがあれば、なんでも引き受けるようになる。私の得意分野は使い走りなので、メアリー・ベスから薬局で処方箋どおりの薬を買ってくるように頼まれた。娘の住んでいるシカゴの南地区にはあまり詳しくないが、迷子になることはあるまい。平らな土地だし、東の方角に行き過ぎない限り、ミシガン湖に落ちることはないはずだ。

娘がドラッグストアチェーンの〝ウォルグリーン〟への道順を教えてくれた。さっそく住まいのある地区から九五番通りへと車を走らせ、教わったところとおぼしき場所にドラッグストアを見つけた。車をとめ、中へ入り、グリーティングカードや文房具やスナック菓子の棚の間を縫って奥の調剤薬局までたどり着いた。

その途中、通路ですれ違う人たちが、少し驚いたような、ほとんど怪しむような視線を送ってきた。薬を待っている人たちもそうだ。ふと気づくと、店じゅうで白人なのは私だけだった。

メアリー・ベスが住んでいるあたりは混合居住地域だったから、自分を除いてドラッグストアにいる人が全員黒人なのには驚いた。九五番通りではどこの店にいっても、いろいろな肌の色の人がいるのがふつうだ。

調剤薬局の窓口で若い女性に処方箋を渡した。着ている上っぱりから、薬剤師ではなく技術担当者だとわかる。またもや怪訝な顔をされたが、それは処方箋に私ではない人物の名前が書いてあったからだろう。娘が乳がんで、変わりに薬を取りにきたんです、と説明すると、女性はてきぱきと事務的に処方箋をチェックして薬剤師に回した。ところが、まだなにか気がかりな様子。やがて顔を上げて私を見ると、わずかに声を詰まらせながらたずねてきた。「お嬢さん、よくなりますよね?」

たった一言、「お嬢さん、よくなりますよね?」だけだったが、**家族以外の人が、そんな疑問と気づかいを口に出してくれたのは初めてだった。**私の最初の子はよくなるのだろうか? 私は、きっとよくなると思うと答えた。そうですよね、と女性は答えた。

メアリー・ベスの家に戻ると、私は九五番通りで曲がる方向を間違えていたことを知った。西へ曲がり混合居住地域をしばらく行ったところのウォルグリーンへ向かうはずが、東へ曲がって黒人居住地域へ入り、同じ距離だけ進んだところのウォルグリーンに着いたのだ。どうりで店にいた人がみんな私に驚いたわけだ。場違いな人間だったのだ。

いや、場所を間違ったわけではない。娘が必要としている薬がちゃんと手に入る場所だったし、肌の色が違うだけで私と同じような人たちのいる場所でもあった。調剤窓口のあの若い女性は、私を白人としてだけでなく娘を持つ父親としても見てくれた。その娘が白人であるだけでなく、自分と同じような若い女性だということも知っていた。

肌の色に関係なく、あの「よくなりますよね?」という問いはどんな親にも当てはまる。**「(お嬢さんは)黒人ですか? 白人ですか?」などではなく、「よくなりますよね?」と。**

あの薬局の技術担当の女性には、それ以来二度と会っていない。でも、あの人にはこれからもずっと感謝するだろう。心からのたった一つの問いかけで、私たちの間には繋がりができた。毎日、娘のために祈りを捧げるたび、あの薬局の女性のためにも祈る。彼女にも元気でいてほしい。

がんの子を持つ親だから、私は〝すべての〟子どもに元気でいてほしい。

小さなヒーローに学ぶ

その子は身長六〇センチで禿げ頭。胸のポートから出た管は点滴ポールのバッグにつながっている。バックスキンの靴と茶色いコーデュロイのズボンを履き、チェック柄のシャツと青いプルオーバーでおなかの大きな傷跡を隠している。それでもまだ納得いかない。格好がばっちり決まるまではみんなの前に出たくはないのだ。

「じいじ、〝べウト〟」と私がしているベルトを指差して言う。おなかに巻いてやると、ふた回りしてちょうどだった。

これでよし。小児病棟の廊下を抜けて病院のメインホールへと向かうのは、ジョン・ウェイン気取りで闊歩する、若くて禿げ頭でセクシーなおチビさんと、その後ろを片手で点滴ポールを押し、もう片手でずり落ちてくるズボンを押さえながら追いかける、年取った禿げ頭のノッポという組み合わせだ。

ジョーイは生後一五カ月で肝臓がんと診断された。一年間、食べたものを吐きつづけ、二度目の誕生日には最初の誕生日より一キロほど体重が減っていた。

一四カ月間に及ぶ治療期間中、化学療法を受けること五カ月。手術で切除できるほど病巣を小さくするためにはこれ以上最適な方法はないと言われ、その療法を耐え抜いた。そして、〝小さめの〟

手術に耐えること三回。さらには、腫瘍を切除するための大がかりな手術（死亡率二五%）が一回。ジョーイのがんに有効な唯一の治療法といわれる手術だった。ところがうまくいかず、がんは肺に転移。再びはじまった化学療法の日々。その治療が終わらないうちにがんは退散していった。

医師たちは、ジョーイと同じタイプのがんに化学療法を用いたことはないと言った。今もそれは変わらない。治療期間中にがんが消えたからと言って、化学療法で治ったという意味ではない。効いたのは、スピリチュアル療法、つまりジョーイ療法だったのだと思う。

こんなことを言うなんて、客観性のかけらもないことは重々承知だ。でも、ジョーイのためなら、恥も外聞もなく喜んで客観性を失おう。ただの孫息子ではない。私にとってはヒーローなのだ。それを差し引いてもなお、**ジョーイが治ったのは医学のせいではなくて霊的な力によるもの――あの子自身の霊と聖霊との共同作業だった**、と断言する。

子どもが必ず逆境に打ち勝つわけではない。だが、逆境をものともしないのはたしかだ。ハンディもデータも予想も気にしない。私には、なぜ乗り越えられない場合があるのかはわからないが、なぜ乗り越えられる場合があるのかはわかる。たいていの子どもは、今という瞬間を生きているからだ。笑いたくなる理由があれば笑い、学ぶべきなにかがあれば学ぶ。愛すべき誰かがいれば愛する。ただし、ずっと〝ここ〟という場所にとどまっているわけではない。つらすぎて、ここにいられないときもある。だが、〝今〟という場所へ向かい、そこで笑い、学び、愛する。

イエスは、「心を入れ替えて子どものようにならなければ、けっして天の国に入ることはできない」と言われた（『新約聖書』「マタイによる福音書」第18章3節）。学者たちによるこの一文の解釈は、子どもの持つ素直な感性と屈託のなさから、社会的、経済的な弱さまでさまざまに分かれる。おそらくどの解釈も正しいのだろう。こんなふうにも解釈できると思う。健やかな国に入りたければ、子どもにベルトを渡し、自分のズボンを押さえながら、その子のあとを追って笑いと学びと愛のあふれる〝今〟へと向かいなさい。

がんを克服した子の祖父だから、私はベルトを失い、ヒーローを得た。

痛みを取り除いてやれない

子どもや孫ががんになった場合、親や祖父母にとって一番つらいのは、痛みを取り除いてやれないことだ。チュッとキスして「イタイのイタイのとんでけ！」は、がんには通用しない。

最近、肩関節周辺の腱の手術を受けた。全治するまでには数カ月間にわたって毎日〝ＰＴ〟を受けなければならない。そのＰＴのために病院の地下牢に待ち構えている美しいお姉さん方は、長いブロンドの髪に似合わず残酷なのがお好きらしく、いったんこちらの腕をつかんだが最後ぜったいに放してはくれない。あちらはＰＴを〝理学療法（physical therapy）〟と呼ぶが、患者にとっては〝拷問（physical torture）〟に等しいのだ。もしコーヒーショップやショッピングモールですれ違ったとしても、向こうは私と気づかないだろう。いつも苦痛にゆがんだ顔しか見たことがないからだ。

ある日、拷問係の一人に、まったく曲がりたくないほうへ無理やり腕を曲げられている最中にふと思った。このからだに悪いところがあるのを教えるのに、なぜ神は、苦痛を与える以外にましな方法を思いつかなかったのか？　痛みを感じさせるのではなくて、色を変えるとか、その人特有の着メロを鳴らすのでもよかっただろう。

実際には、色の変化がからだに起きる場合もある。青や黄色に変わったら、どこかが悪い証拠だ。音で知らされるときもある。たとえば、耳鳴りがしたり腸がゴロゴロいったり。

だが、からだは、痛みというお気に入りの警報システムに固執する。その理由は〝必ず気づいてもらえる〟から。黄色くしようが、ピーピーだの鳴らそうが、場合によっては気づかれずに手遅れにもなる。だがその点、痛みには急ブレーキを踏ませることができる強みがあるのだ。自分の車が妙な音を立てたり、おかしな絵柄のランプがチカチカついたりしても、走らせつづけるかもしれない。ところが、毎回鼻にパンチをお見舞いされたらブレーキをかけないわけにはいくまい。

だが、そうやって痛みよりましな方法のことを考えていたら、いつのまにか痛みのことを忘れて、時間がたっていた。

そうだ、もっとうまく痛みを〝分かち合う〟方法はないのだろうか？　たいていの人間は、愛する者の痛みだったら喜んで引き受けたいと思うだろう。だが実際には、引き受けたくても引き受けられない。

妻が教師をしていた頃、病休を同僚と分け合うことができた。学校がそんなシステムを編み出せるのなら、神様だって思いついてもよさそうなものだ。

イラク戦争で障害を負って退役した軍人たちの姿が、テレビに映し出される。あの人たちは私の肩よりも傷つき、ずっとつらいリハビリを受けなければならない。痛みのいくらかを引き受けてあげたいくらいだが、それはできない。このからだは自分だけのものだ。私がリハビリを受けられるのはこのからだでしかない。

愛する人ががんになると、自分の命に代えてでも痛みを肩代わりしてやりたいと思う。だが、誰でもからだは一つ。痛みはやりとりできるものではない。

グレン伯父さんはバイク事故で六一歳のときに亡くなった。伯父はマックばあちゃんにとって最初の子だった。「いくつになろうと子は子、親は親。子どもに先立たれるなんて間違っているよ」と祖母は言っていた。たしかに。だが、グレン伯父さんが亡くなってしまったことは変えようがない。

子どもががんになった場合、親や祖父母はその気持ちをいったいどこへ持っていけばいいのだろう。私には答えも、気の利いた言葉も、考えもない。だがこれだけは言える。**不安におののいているすべての親や祖父母と、ともに手を取り合っていたいのだ。**

私たちは、祈りを捧げ、寄り添い、励ますことでつらさを分かち合うことができるが、身代わりだけはできない。人は一人では生きられないが、一人で歩まなければならない場所もあるのだ。

人生は奇妙な矛盾に満ちている。人生を形づくり意味を持たせるためには、互いの存在が必要なのに、それでいてまた、生きていくのは孤独なことでもある。

子どもががんになっても、「イタイのイタイのとんでいけ」式に痛みを取り去るすべはない。もっとも、「イタイのイタイの……」のキスだって、本当に痛みを消すためのものではない。**孤独を和らげるためのおまじないなのだ。**

子どもががんになっても、私は身代わりになることはできない。だが、「イタイのイタイのとんでけ！」のおまじないで孤独を和らげることはできる。

チームで闘う

教師というのは離職率の最も高い職業だ。中途退職していくのは、先が見えない不安からやめてしまう若い教師ばかりではない。私も、転職して教師になったのに途中で退職した人を何人も知っている。誰かの役に立つ仕事をしたくて、わざわざ安定した生活を捨て、大学に入りなおし資格を取ったという人ばかりだ。だが、いざ教師になってみると長つづきしなかった。中には一年ももたなかった人もいる。

離職率の高さにはさまざまな理由がある。世間からは労働時間が短く、ストレスの少ない仕事だと思われているが、実はその逆でストレスが強く長時間労働の仕事だ。給料は安く、管理職は生徒のためを思うよりも州政府の要求に応えることに汲々としており、てんで頼りにならない無能な連中だ。助成金をもらえないわりには政府から課される決まりごとが多い。共通テストで生徒を評価するように求められる。実利最優先の教育委員会、教育制度に税金をかけたがらない市民、口うるさい保護者、言うことを聞かない生徒、大人数クラス……。これだけ問題を挙げられて、おそれをなさない人などいるだろうか。

ところが、いるのだ。教育への情熱をたやさず、創意工夫によって何年も教鞭をとりつづける人たちが。たとえば弟の妻ミリーがそうだ。こうした違いが生まれるのはなぜだろう？　他の職業よりもあっさりとやめていく人がいる一方で、頑張れる人がいるのは、どういうことか？

ポール・J・ベーカーは教育問題をライフワークにした社会学者だ。その仕事ぶりから、イリノイ州立大学の名誉教授に任命された。長年にわたる研究から、途中で脱落していく教師と、何年も教えつづけられる教師との違いは同僚のサポートの有無にあると言う。

「教職は孤独な仕事です。一日中、たった一人で教室で過ごします。校長が優秀で、クラスは少人数、望みのものがすべて与えられるとしたら、恵まれているほうでしょう。しかし、それでも孤立していたのでは、教師はつづけていけません。他の教師たちと一緒に働いているという共同体意識が必要なのです」（※50）

私の妻もかつて教師だった。毎朝、妻の学校の教師たちは事務室に集まり、郵便物を受け取ったり、コーヒーを飲んだり、おしゃべりをしたりして、要するに自分の教室になかなか行こうとしなかった。いよいよ始業時間が近づき、社会科の教師ピアース・ピキンズがおもむろに「さて、そろそろ無学の撲滅に向かいますか」と言うと、ようやくそれぞれが手紙の束とコーヒーと勇気を手に、混沌とした廊下へと歩み出す。妻や同僚の教師たちには、たとえ孤独な仕事であろうとも、共通の目標をめざして働く〝仲間〟という意識があった。

孫のジョーイががんの闘病で入退院を繰り返していた一年間、四歳になる姉のブリジッドのほうは、三〇〇キロ離れたわが家に滞在していた。当時のストレスは相当のものだった。私たち年配の夫婦には、利口で活発で、そのうえご機嫌ななめの孫の面倒を見るのは大変なことだ。そのうえ、言葉に言い表せないくらいジョーイのことで心を痛めていた。孫になにかあると、祖父母は二重の心配を抱えることになる。子どもと孫の両方の苦悩を見て取り、共感するからだ。あの頃、私たちはぎりぎりの状態で毎日をしのいでいた。

そんなとき友人の一人がかけてくれた言葉は、つらく苦しい時期を迎えている人には最高のアドバイスになる。**「つらいときには、手をつないで、一度に一歩ずつ足を前に出す。それを繰り返すのが一番だよ」**

手をつなぐ相手がいないという人は、なんとかしたほうがいい。患者やその親や祖父母のためのサポートグループを探してはどうだろう。見つからなければ、自分で作ってしまおう。自分と相手の二人だけでも結構。グループはグループだ。電話やメールで励ましあう関係でもかまわない。ともかく、手を取り合って一歩ずつ前へ進める誰かを見つけてほしい。

がんの孫を持つ祖父母だから、私たちは手を取り合って、少しずつ前に進む。

※50　アメリカの学校には日本のように職員室はない。

夜の小児病棟から目を離せない

ジョーイが小児病院に入院する週で、父親が仕事で付き添えない場合は、代わりに私がジョーイと母親をアイオワ・シティまで連れていった。その間、ジョーイの四歳の姉ブリジッドは、わが家でヘレンが面倒を見ていた。

下の娘のケイティは、ジョーイのそばを片時も離れなかった。入院中の夜間も付き添った。私のほうは、病院から一・五キロほど行ったところにある市内のマクドナルドハウス（※51）に宿泊したが、ときにはジョーイの病室に泊り込まなければならないこともあった。

私が泊り込んだ夜、午前二時頃にジョーイが嘔吐した。しょっちゅうあることなので、病室に替えの寝巻きをいくつか用意していたのだが、そのときはあいにく全部汚してしまっていた。しかたなく廊下に置いてあるカートまで洗濯済みの寝巻きを取りにいく。その際にナースステーションの前を通った。

見ると、夜勤の事務員が片腕に赤ん坊を抱き、少しだけ年上の別の赤ん坊を椅子に乗せて片脚で揺すり、優しく子守唄を歌いながら、空いているほうの手でタイプを打っていた。

「いったい、なにをしているんです？」と私は小声でたずねた。

その女性は肩をすくめた。「夜間は看護師の数が減るんですよ。忙しくて人手が足りなくなると、こうやって手伝ってるだけです」

そういえば、病室を割り当てられる際に看護師長がケイティにこう言っていた。「一番奥の部屋に入っていただきます。お母さんはジョーイくんとずっと一緒でしょうからね」。そのときは意味がわからなかったが、ようやくのみ込めた。ナースステーションまでジョーイの泣き声が届かなくても、心配いらないと思ったわけだ。誰かが付き添っているから、用があればナースコールできるだろうと。だが、入院している子ども全員がそううまくいくわけではなかった。

「他の親御さんたちはどこに？」と私はたずねた。

「一人親だっているんですよ。そういう親は働かなければならないでしょ。医療保険を切られないようにするためにね。まあ、たいていは保険に入ってないんですけど、そうなると仕事を二つも三つもかけもちしなくちゃならない」

「でも、おじいちゃんとかおばあちゃんがいるだろうに」

「病気だからだめ、高齢だからだめ、障害があるからだめ、亡くなったからだめ、退職してフロリダで悠々自適の暮らしをしているからだめ、他の孫で手一杯だからだめ、と理由はいくらでもありますね」

なるほど、ヘレンと私にだってフロリダ以外はすべて当てはまるのではないか。厳密には病気ではないし、死んでもいないし、動けないわけでもないが、そう感じるときもある。

「でも、みんな小さな赤ん坊じゃないですか。知らない人に預けて、あとはよろしくなんてことでいいんだろうか。その知らない人だって足りないくらいなのに」

「名案があったら教えてもらいたいくらい」と女性は言った。嫌味ではない。

「じゃあ、この寝巻きの用事が終わったら、戻ってきてその赤ん坊を抱っこしてやりましょう。それくらいなら私にもできる」

「いえ、それはだめです。病院のスタッフじゃないから。落としたりしたら、裁判とかで大変なことになるわ」

「落としゃしませんよ」

「それはお互いわかってます。でも、弁護士には通用しません」

「じゃあ、タイプのほうを手伝いましょう」

「それもだめです。プライバシーにかかわることだから」

「誰にも言ったりしませんよ。いや、見もしない。年寄りなんだ、どうせすぐに忘れてしまうさ」

「それもお互いわかってます。でも、弁護士には通用しません」

「じゃあ、病院のスタッフを増やせばいい」

「それもだめ。お金がないから。今だって払えない人の分を、払える人から取っているくらいだもの」

「じゃあ、私にできることはあるのかな?」

「ありますとも。**政治家を説得してください。医療保険を必要としている子どもたちがいるってね。**自分の選挙区ばかりに予算のばらまきなんかしていないで、がんの子どもをなんとかしてくれって」


がん患者の祖父だから、私は、手紙を書き、電話をかけ、メールを送り、デモに参加し、すべての子どもに医療保険が必要なことを訴える。そして、皆さんにもこの運動に参加してほしいと訴える。

※51　マクドナルドハウス＝小児患者の家族向けの慈善宿泊施設。

孫が無茶するのを見守る

ジョーイは生後二年目にして化学療法で大量の抗がん剤を投与され、二度目の誕生日には一度目の誕生日よりも体重が少なくなっていた。一年間は基本的に吐きどおしだった。化学療法というダイエットをやると、成長したり太ったりするのに必要な栄養など得られない。

病院で最初に言われたのは、化学療法ではとても強い薬剤を大量に使うので、おそらく耳が聞こえなくなり、ジャンプできなくなるということだった。病院からは他にもたくさんの警告があったのだが、私が覚えているのはこの二つだけだ。忘れられるわけがない。実際、手話講座に通う計画を立てたくらいだ。それに、小さな男の子がジャンプできなくなるなんて、それほど残酷な事態が他にあるだろうか。事実、高い音域が聞こえなくなった。ただし不便を感じるほどではない。今だって小鳥のように歌も歌える。ではジャンプのほうはどうかって？

さあ、どいた、どいた！

化学療法を終えて一、二年たった頃、ある日ジョーイは家の中でジャンプしようとしていた。実際にはピクニック用のテーブルによじ登ったのだが、心配性の祖父母にとっては、屋根ほどの高さに見える。なにしろ、同じ年頃に母親もテレビアンテナを伝って屋根に上ったことがあるのだ。幸い、ジャンプする〝寸前で〟下りてこさせたが、ジョーイにも遺伝しているのは間違いない。

妻のヘレンは、テーブルに駆け寄って、ジャンプしないうちに孫をつかまえようとした。「なんのために、苦労してがんを克服させたの？　こんなところから飛び降りて首の骨を折らせるためじゃないでしょう」

「あら、そうじゃなかったっけ」とジョーイの母親は言った。

自分が四歳のときに屋根から飛び降りるのを止められたことへの、ちょっとしたうらみ節だ。でも、むしろ、それは賢い女性であり勇敢な母親ならではの言葉だった。子どもに子どもらしくいさせるには相当の覚悟を要する。とりわけ、その子が危うく子ども時代を失いかけたことがあるとしたら、なおさらだ。

マットを敷き詰めた世界で子どもを育てようというのは無理な話だ。私たちには、その子が困難を克服できるように力になってやることしかできない。**人生にはジャンプして乗り越えなければならない壁がたくさん待ち受けている。その現実から逃げずに、立ち向かえるようにしてやるしかないのだ。**

ジョーイの闘病中、私たちが祈りを捧げ、本を読み聞かせ、心配をつづけたのは、なんのためだったのか？　そう、いつか無茶できる日を迎えてほしかったからだ。

がん生還者の祖父だから、私は孫が無茶するのを見守る。どんなにハラハラしても、手は出さない。

〝じいじ、イげる（逃げる）〟

「イげようよ、じいじ、イげよう！」

そう言いながらジョーイがベッドから両腕を伸ばしてくるのは、たいてい母親がシャワーを浴びにバスルームに入ったときだ。私は孫を抱き上げ、右腕でしっかりかかえると、車輪が六個ついた点滴のポールを左手で転がしながら、三階の小児がん病棟からの脱出を図った。

最後の難関をくぐりぬけると、ジョーイは精いっぱいの笑顔を作り、耳打ちしてくる。「赤いのがいい」。廊下をカラカラと進み、エレベーターに乗り込んで二階へ。下りたそこには、ガラスケースの中でさん然と輝く〝赤いの〟が待っている。

巨大な赤いクリスマス飾り。側面にいくつもの窓があり、中では冬の風物詩が生き生きと繰り広げられている。斜面を滑り降りるスキーヤー、銀色に凍った湖面をくるくる回るスケーター、クリスマスを間近に控え、明かりを灯す村の家々。なによりすばらしいのは、その風景の回りを列車がぐるりと走っていることだった。ジョーイのやせ細った小さなからだは、列車が山腹のトンネルに消えていくとこわばり、反対側から希望の光が差してくるとリラックスした。

こうして病室から〝イげる〟たびに、私たちは、聖地ルルドやメッカを訪れる巡礼さながら〝赤いの〟のもとへ足を運んだ。そして、スキーヤーとスケーターと小さな列車を——その勇敢な列車が、何度も何度も真っ暗なトンネルの中へ突入する様子を眺めた。やがて目と腕が疲れてくると、さらに先へと〝イげた〟ものだ。

廊下をぶらついて、いわゆる、ナンパをするだけのときもあった。うちの孫のモテモテぶりはすごかった。老いも若きも、女性という女性は皆視線が釘づけになる。どうも腑に落ちない。この子だけがいっせいに注目を浴び、なぜ私はまったく浴びないのか。どちらも禿げているのに。

もっとも、当のジョーイが好きなのは、かわい子ちゃんよりも赤ちゃんときている。そこで託児室に赤ちゃんを見にいく。かわい子ちゃんには見飽きているので、廊下のバリケードくらいにしか思っていないが、赤ちゃんは神秘そのものだ。だから、なぞを解き明かそうと熱心に見つめる。支えているこっちの腕がしびれてくるまで。

廊下を行き来するとき、ジョーイは気になるものを指差す。たいては〝あの人〟と〝おアな（お花）〟のことだ。

お次は九階の図書室への逃避行。からだが弱っていて疲れやすいため、おもちゃや縫いぐるみで遊ぶことはできない。代わりに、病室には置いていない本を私の膝の上で何冊か読む。

私たちが追っ手に見つかるのはいつもそこだった。途方もなく根気強い看護師のニコル・アルコーンがやってきて、ジョーイに薬をぐいっと飲ませるか、点滴のバッグを交換する。本来、行き先も告げずに許可なく病棟から〝イげる〟ことは認められていなかったが、私がそのことを知ったのはずっとあとだ。〝イげる〟たびに、いつも優しいニコルに見つかったものの、なぞめいた無断外出についてはなにも言われなかった。

きっと、ニコルは、イエスが故郷を訪れたときの話を読んだことがあって、人にはたまに逃避行が必要なことを理解していたのだろう。その話を私流に解釈するとこうなる。

イエスが郷里で説教壇に立ち真理を告げると、人びとは憤慨し、イエスをつまみ出した。それから、町が立っている山の上まで連れていき、崖から突き落とそうとしたが、イエスは人びとの間を通り抜けて逃げ出した（『新約聖書』「ルカによる福音書」第4章16～30節）。

イエスが逃げたのはおそれからではない。自分の命が早晩奪われることは承知していた。ただ、郷里ナザレでピンチを迎えたその日、まだときは満ちていなかった。立たされた崖っぷちもふさわしい場所ではなかった。だからイエスは、「人びとの間を通り抜けて」などのまま逃げ出したのだ。

そしてジョーイも逃げだした。小さな列車が勇敢に走り回る〝赤いの〟を見にいくためだけではなく、**もっともっと生き、もっともっと愛する必要があったからだ。**ちょうどイエスが、まだ生きて、愛し、教え、癒さなければならなかったように。やがてゴルゴタの丘というふさわしい場所にたどり着き、〝よい金曜日（聖金曜日）〟と呼ばれるようになったあの日が来ると、イエスは「再び大声で叫び」（「マタイによる福音書」第27章50節）――私に言わせれば――逃げられた。

遅かれ早かれ、誰もにでも、逃げていられる時間の終わりがやってくる。ジョーイでさえもそうだ。いや、待てよ。もしかしたら死そのものが究極の逃避行なのかもしれない。

私にそのときがきたなら、ジョーイに耳打ちしてもらいたい。「イげようよ、じいじ。イげよう」

癒しの力を信じる

これが物語のはじまりなのか終わりなのかわからないが、ここから話しはじめなければならないだろう。

病室にいるのは私たち二人だけ——疲れ切った禿げ頭の男の子と疲れ切った禿げ頭の老人だけだ。この子が二歳の誕生日を迎えるまでにはまだ二カ月もある。

冬の夜の帳が下りる頃、私たちは七階の窓辺にたたずみ、ヘリコプターが現れないかと期待している。お願いだから、屋上に舞い降りてほしい。迫りくる宵闇をわずかに照らし、憂鬱な一日を少しだけ明るくしてくれたら、どんなにいいだろう。だが〝コプター〟はやってこない。小さな英雄は私の胸に身を寄せ、眠りに落ちる。

最初、ジョーイが患っている肝臓がんを治すには、手術しか方法がないという話だった。そして、その手術が失敗した。すると、さらに八カ月間の化学療法を経て、両方の肺の手術、そのあとに肝移植が必要だと言われた。それでも予後は芳しいものではなかった。

体重一〇キロのからだではこれ以上もたないだろうと思った。すでに五カ月間の化学療法と三度の手術を受けてきたのだ。常に吐き気に悩まされ、食べることができない。生後一五カ月で治療を開始したときよりやせてしまった。

二人の鼓動を一つに重ねるように、その小さなからだを抱きしめると、私はがんに語りかけた。「私が誰かはわかっているな。この子の祖父だ。いいか、私には権利があるし、力もある。どうしても居場所が必要だというなら、私のからだに入ってきなさい。急いだほうがいい。そっちには長居できんぞ」

やがて、ジョーイの母親、つまり私の娘が病室に戻ってきて、いつものように（息子が眠っている間だけ）ひとしきり涙を流す。絵本の『ちびっこきかんしゃだいじょうぶ』（ワッティー・パイパー文、ローレン・ロング絵、ふしみみさを訳、ヴィレッジブックス）を抱きしめたり、撫でたり、読んだりしては、さめざめと泣く。

八日間の入院治療を終えて、長い道のりを車で帰る日が来た。後部座席のチャイルドシートにジョーイを座らせた。やせこけたからだ、落ちくぼんだ目、さえない顔色、折れそうなほどか細い首、髪のない頭――化学療法のせいで一週間なにも食べられず、この先さらに一週間は食べられそうもないほど具合悪そうにしている。まるで何日も戦火をかいくぐってきた孤児のようだ。ところが、そのぐったりした様子を見ているうちに、おかしな話だが、私は確信した。がんは去っていったのだと。誰にも告げる気にはなれなかったが、私にはわかった。

三週間後に病院を訪れると、検査で証明された。がんは消えていた。

すぐに疑問がわいてきた。なぜジョーイなのか？　私たちと同じように、自分の子を愛しく思い、その子のために祈り、ひたむきに願っている人たちはいくらでもいるはずだ。大勢の人たちが祈ったおかげで、ジョーイが霊的な力で回復を果たしたのだとすれば、同じように他の子どもたちも回復してもよいではないか？

なぜだかまったくわからない。私自身、回復していない子どもたちのために、長い間、心から祈ってきた。せめて祈りだけは一〇〇％完璧に効く治癒力であってくれないものか。手術は必ずしも成功するとは限らないが、それでもしないわけにはいかない。化学療法も、ペニシリンやその他の特効薬もそうだ。どれも完璧ではないが、奏功する場合もあるから使いつづける。妻の服用している薬がとてもよく効いていることについて、主治医はこう言う。「この症状で、この薬がなぜ効くのかがわかりません。でも効いているのはたしかです」

祈りも、希望もそれと同じ。私の祈りはいつも届くわけではないが、〝ときとして〟聞き入れられることもあるからやめる気にはなれない。なぜどのように祈りが通じるのかはわからない。でもたしかに通じているのだ。**たとえどんなに不完全な方法だとしても、癒しの力を信じたい。**祈りがたった一つの武器だというなら、私はそれを振るっておおいに闘おう。

がん患者の親であり、祖父でもあるから、私は癒しの力を信じている。

謝辞

イリノイ州アーバナのカールがんセンターで治療にご尽力いただいた皆さんに感謝いたします。とりわけ、腫瘍科医のアラン・ハットフィールド先生と看護師の方々、薬剤師、ソーシャルワーカー、受付の人たちにお礼申し上げます。ベッキー、イブリン、サラ、オリビア、バリー、トニ、ジュディ、リンダ、ジョニ、ローラ、メリッサ、ナンシー、ロン、ジョーン、ジル、シャロン、パム、デビー、あなた方は私たち家族にとってかけがえのない存在です。皆さんのことは愛していますが、再びお目にかかることのないようにしたいものです！

同センターのサポートグループのメンバー全員、そして私の担当ソーシャルワーカーであり友人でもあるジャネット・プリチェットに心から感謝します。私はグループの皆さんに支えられ、また、皆さんから多くのことを学びました。

デンバーのイリフ神学校の「がん患者を力づける」という講座でご一緒した方々からも多くを学びました。ジョン・アンデュリー、今は亡きポール・K・ハミルトン医師、リン・リンガーの三人のリーダーのおかげで、私や妻のヘレンはもちろん、何万人というがん患者が闘病の只中で自分らしく生きられるようになりました。三人のことはアルバート・ヒル著『*I'm a Patient, Too*（私も患者になった）』に書かれています。

ポールとリンはキャンサーマウントという団体を設立しました。デンバーで開かれた創立二〇周年記念パーティーの席上、ポールは私を紹介しながら、本書を「がん患者による、がん患者のための最高傑作」と絶賛してくださいました。

がん仲間のジーン・クレイマー・ヒューアマン、ナンシー・ニコルズ、キム・ワグラー・ザイナーは、本書につづった思いの断片がまだ「卵」の段階にあった頃、目を通してくれました。ご親切に感謝しています。

キム・ワグラーは私を担当した看護師の中で最初にがん患者になった人です。謎だらけの化学療法の扉を開き、治療とのつきあい方を手ほどきしてくれてから一年もたたないうちに、彼女も患者の仲間入りをしました。私にとっては担当の看護師としてだけでなく、がんの旅の道連れとしても大切な存在です。

妻ヘレンによれば、私は自分の看護師の結婚式をとりおこなったがん患者として記録破りかもしれません。なにしろ、キム・エリオットとベッキー・エリオット、この二人の式の牧師は私が務めたのですから。日ごろベッキーは化学療法室で白衣というドレスをまとっていましたが、私は彼女にいつも〝吐かされて〟いたので（くわしくは93ページの「ベッキーの顔を見るたびに気分が悪くなる」をお読みください）、結婚式を頼まれたときには「白いドレスは着ないで！」と答えました。するとベッキーは、パールのネックレスが守ってくれるから大丈夫だと言うのです。式のあと、彼女は私に「ドレスにもどさないでくれてありがとう」と言い、私は彼女に「生かしておいてくれてありがとう」と答え、互いに涙ぐみながら幸せを感じたのでした。

ローズ・メアリー・シェパードとレイチェル・グレース・リチャードソンは、がんウォーク（※

52）のガイド役であり、お手本でもあります。そして、自分はがんには一度もなったことがないのにいつも一緒に歩いてくれるシャロン・バット、本当にありがとう。

私という人間がはぐくまれたのは、ポンド家とマクファーランド家からなる大きな一族の輪の中です。両家の人びとが私に帰属意識を与えてくれました。自分の家族という感覚の中でも一番重要な存在は、もちろん、父ジョン・フランシスと母ミルドレッド・エリザベス、きょうだいのメアリー・バージニア、マーガレット・アン、ジェームズ・フランシスです。そして家族の誰にとっても忘られないのは、「マックばあちゃん」こと、偉大なるヘンリエッタ・アンでしょう。

祖父業、祖母業はとても楽しそうでした。だから、私たち夫婦は結婚したての頃、大人を養子に迎えようかと考えたほどです。一足飛びに孫を持つ立場になれると考えたのです。しかし、やめておいてよかったと思います。もちろん、ようやくブリジッドとジョーイの二人が登場する段になって、おじいちゃん、おばあちゃんになるのはいいものだと実感しました。

私は、数え切れないほど多くの教会と大勢の人びとに支えられながら、がん闘病の旅路をたどってきました。特に重要な役割を果たしてくれたのは、インディアナ州オークランド・シティ近くのフォーサイス・ユナイテッド・メソディスト教会（フォーサイスＵＭＣ）、イリノイ州のアーコラＵＭＣです。フォーサイスの善良なる人びとは、少年時代の私を受け入れ愛してくれました。術後の回復期とそれにつづく化学療法の期間、つらい日々を支えてくれたのがアーコラの方々です。集会に参加し、自分が回復していく姿を見せることで、牧師としての務めを果たすことができました。そのチャンスを与えてくださった人たちへの感謝の気持ちは一生忘れないでしょう。

孫のジョーイは生後一五カ月で肝芽腫と診断され、その翌年はアイオワ州アイオワ・シティの大学病院小児病棟と、メイソン・シティのノース・アイオワ・マーシー・メディカル・センターを行ったり来たりしました。両病院の医師と看護師の皆さんには、家族一同たいへんに感謝しています。中でもお世話になったのは、腫瘍科主治医のスー・オドリシオ先生、その他の医科のジョージ・ディ・パオラ先生、フレッド・ゴールドマン先生、トマス・ロウ先生、アンソニー・サンドラー先生、レイモンド・タノウス先生、ラジーブ・ビバカール先生、助手のジェーン・キャスウェル、スティーブ・ランメルハート、メアリー・シュラプコールでした。看護師の皆さんは先を争って（もちろん、おしとやかにですが）ジョーイの世話をしてくださいました。勝つのはたいていニコル・アルコーンでしたが、エイミー、ベス、ダン、ドム、ゲイル、ジル、ローリー、メアリー・ルー、リチャード、ローズ、トムといった有能で心優しい看護師の皆さんがいなければ、治療を乗り切ることはできなかったでしょう。チャイルドライフ・スペシャリスト（※53）のブレンダ、グウェン、ジェニー、ジョイ、キャシー、ロビンは、音楽と劇でジョーイたち小児患者の気を紛らわせ、親たちに一息つかせてくれました。マクドナルドハウスのエド・ザストロウ、ケリー・ラム、ロビン・ウェルクの皆さん、温かいもてなしをありがとうございました。この他にも、お世話になりながらここにお名前を挙げていない方が大勢いらっしゃることでしょう。しかし、ど忘れしているだけで、感謝していないわけではありません。人生最悪の危機から脱出させてくださったすべての方々にお礼申し上げます。

持つべき友とは、ジョージとアイダ・ベル・パターソン夫妻のような人たちのことでしょう。へレンや私が見舞いにいけないとき、お二人は、ジョーイにとってアイオワ・シティ在住のおじいちゃん、おばあちゃんであり、その親にとっては私たち両親の代わりでもありました。そして私たちが行けば、温かく迎え入れてくれたのです。

ジョーイは病院に、その姉のブリジッドは私たちの家にというばらばらの生活がつづいていた頃、メイソン・シティのウェズリー教会の友人たちにはたいへんお世話になりました。ウェズリー在住のビルとジュディ・ポーランド夫妻、ジョイス・ホップ、その他の大勢の方々は、人もうらやむような理想的な隣人であり、友人です。

わが家の上の娘、メアリー・ベスは、彼女自身がんを克服した人として本書に登場します。私が腱板手術からの回復期にある頃、持ち前の明るさと手際よさでこの本の原稿整理を引き受けてくれました。ベス、ありがとう。

アンドリューズ・マクミール出版の方々には、今一度お礼を申し上げます。本書の初版が日の目を見られたのは、ドナ・マーティン、パティ・ドネリー、ドロシー・オブライエン、ジーン・ロウ、キャシー・ビール、マット・ロンバルディのおかげです。本当にありがとうございます。

ジョン・ロバート・マクファーランド

※52　がんウォーク＝がんに関する啓蒙や募金をおこなうイベント。

※53　チャイルドライフ・スペシャリスト＝小児患者の闘病生活を発達と心理の面から支援する専門職。

◆参考文献◆

本文で触れた図書は以下のとおり。

Anderson, Greg. *The Cancer Conqueror.* Kansas City: Andrews McMeel, 1988.
『ガンを征服する人』グレッグ・アンダーソン著、近藤ユリ訳、径書房、1992年
Borysenko, Joan. *Minding the Body, Mending the Mind.* New York: Bantam, 1988.
『からだに聞いてこころを調える：だれにでも今すぐできる瞑想の本』ジョーン・ボリセンコ著、伊東博訳、誠信書房、1990年
Borysenko, Joan. *Guilt Is the Teacher, Love Is the Lesson.* New York: Warner Books, 1990.
『愛とゆるしの心理学：罪の意識を解放する人生のレッスン』ジョーン・ボリセンコ著、中塚啓子訳、日本教文社、1996年
Bradbury, Ray. *The Martian Chronicles.* New York: Doubleday, 1950.
『火星年代記』レイ・ブラッドベリ著、小笠原豊樹訳、早川書房、1976年、他
Cousins, Norman. *Head First: The Biology of Hope.* New York: E. P. Dutton, 1989.
『ヘッド・ファースト：希望の生命学』ノーマン・カズンズ著、上野圭一・片山陽子訳、春秋社、1992年
Dooley, Tom. *The Night They Burned the Mountain.* New York: Farrar, Straus, & Cudahy, 1960.
Hill, Albert F., with Paul K. Hamilton and Lynn Ringer. *I'm a Patient, Too* New York: Nick Lyons Books, 1986.
Hillerman, Tony. *Talking God.* New York: Harper & Row, 1989.
Klein, Allen: *The Whole Mirth Catalog.* San Francisco: Allen Klein.
McFarland, John Robert. *The Strange Calling: Stories of the Ministry.* Macon, GA: Smyth & Helwys, 1999.
Palencia, Elaine Fowler. *Brier Country: Stories form Blue Valley.* Columbia: University of Missouri Press, 2000.
Palencia, Elaine Fowler. *The Dailyness of It.* Louisville, KY: Grex Press, 2002.
Ryan, Regina Sara. *The Fine Art of Recuperation: A Guide to Surviving and Thriving After Illness, Accident, or Surgery.* Los Angeles: Jeremy P. Tarcher, 1989.
Sher, Barbara. *It's Only Too Late If You Don't Start Now.* New York: Delacorte Press, 1988.
『フォーティーズ・クライシスなんか怖くない！』バーバラ・シェール著、香咲弥須子訳、扶桑社、1999年
Shideler, Mary McDermott. *In Search of the Spirit.* New York: Ballantine, 1985.
Siegel, Bernie S. *Love, Medicine & Miracles.* New York: Harper & Row, 1986.
『奇跡的治癒とはなにか：外科医が学んだ生還者たちの難病克服の秘訣』バーニー・シーゲル著、石井清子訳、日本教文社、1988年
Siegel, Bernie S. *Peace, Love, & Healing.* New York: Harper & Row, 1989.
『シーゲル博士の心の健康法』バーニー・シーゲル著、相原真理子訳、新潮社、1993年

◆著者◆

ジョン・ロバート・マクファーランド（John Robert McFarland）

1937年2月4日生まれ。1959年インディアナ大学、1964年ギャレット神学校を卒業後、ユナイテッドメソジスト派の牧師として長年活躍。引退後の現在は、自身や家族のがん闘病経験を生かし、講演、執筆活動などを続けている。教区聖職者協会元会長、現特別会員。

著書の日本語訳は本書が初めて。

◆訳者◆

浦谷 計子（うらたに・かずこ）

埼玉県生まれ。立教大学文学部英米文学科卒業。外資系製薬会社勤務などを経て翻訳に従事。訳書に『ＡＰＡ倫理基準による心理学倫理問題事例集』（創元社）、『偽ブランド狂騒曲』（ダイヤモンド社）、『パターソンの営業法則』（ディスカヴァー）、『友だちに「死にたい」と言われたとき、きみにできること』（ゴマブックス）、『アメリカエッセイ傑作選』（ＤＨＣ、共訳）などがある。

装幀：山口真理子
翻訳者エージェンシー：株式会社トランネット　http://www.trannet.co.jp/

がんはスピリチュアルな病気

平成20年10月13日　第1刷発行

著　者　ジョン・ロバート・マクファーランド
訳　者　浦谷 計子
発行者　日高 裕明
発　行　株式会社ハート出版

〒171-0014 東京都豊島区池袋３-９-23
TEL.03(3590)6077 FAX.03(3590)6078
ハート出版ホームページ　http://www.810.co.jp

定価はカバーに表示してあります。

ISBN 978-4-89295-595-2 C2077　　編集担当・西山　　乱丁・落丁本はお取り替えいたします。

印刷・中央精版印刷株式会社